全国医药职业教育药学类规划教材

药用有机化学实验

（供高职高专使用）

主编 张 斌

编委 陈任宏（广东食品药品职业学院）

张 斌（浙江医药高等专科学校）

张亚娟（浙江医药高等专科学校）

中国医药科技出版社

全国医药职业教育药学类规划教材

编 写 说 明

随着我国医药职业教育的迅速发展，医药院校对具有职业教育特色药学类教材的需求也日益迫切，根据国发［2005］35号《国务院关于大力发展职业教育的决定》文件和教育部［2006］16号文件精神，在教育部、国家食品药品监督管理局、教育部高职高专药品类专业教学指导委员会的指导之下，我们在对全国药学职业教育情况调研的基础上，于2007年7月组织成立了全国医药职业教育药学类规划教材建设委员会，并立即开展了全国医药职业教育药学类规划教材的组织、规划和编写工作。在全国20多所医药院校的大力支持和积极参与下，共确定78种教材作为首轮建设科目，其中高职类规划教材52种，中职类规划教材26种。

在百余位专家、教师和中国医药科技出版社的团结协作、共同努力之下，这套“以人才市场需求为导向，以技能培养为核心，以职业教育人才培养必需知识体系为要素、统一规范科学并符合我国医药事业发展需要”的医药职业教育药学类规划教材终于面世了。

这套教材在调研和总结其他相关教材质量和使用情况的基础上，在编写过程中进一步突出了以下编写特点和原则：①确定了“市场需求→岗位特点→技能需求→课程体系→课程内容→知识模块构建”的指导思想；②树立了以培养能够适应医药行业生产、建设、管理、服务第一线的应用型技术人才为根本任务的编写目标；③体现了理论知识适度、技术应用能力强、知识面宽、综合素质较高的编写特点。④高职教材和中职教材分别具备“以岗位群技能素质培养为基础，具备适度理论知识深度”和“岗位技能培养为基础，适度拓宽岗位群技能”的特点。

同时，由于我们组织了全国设有药学职业教育的大多数院校的大批教师参加编写工作，强调精品课程带头人、教学一线骨干教师牵头参与编写工作，从而使这套教材能够在较短的时间内以较高的质量出版，以适应我国医药职业教育发展的需要。

根据教育部、国家食品药品监督管理局的相关要求，我们还将组织开展这套教材的修订、评优及配套教材（习题集、学习指导）的编写工作，竭诚欢迎广大教师、学生对这套教材提出宝贵意见。

全国医药职业教育药学类

规划教材建设委员会

2008年5月

前　　言

本教材是在教育部、国家食品药品监督管理局和教育部高职高专药学类教学委员会的关怀指导下，由中国医药科技出版社组织编写的，是相关理论教材和配套实验教材。

有机化学实验是为药学专业学生开设的一门独立的实验课。按照高职高专教育的培养目标是适应生产、建设、管理、服务第一线需要的高素质技能型人才的原则，做到理论“必需、够用”，强调实践性教育环节，因此教材所选取内容重视基本操作，注重基本操作方面各种重要反应类型以及各种基本操作技能的训练，使学生达到基本操作规范化的目的。全书由正文五章及附录组成。第一章介绍了有机化学实验的基础知识和基本要求，其中叙述了实验室规则及安全知识、实验事故的预防；常用的实验仪器及应用范围、实验装置、加热、冷却、干燥等实验常用技术；有机化学文献查阅方法等。第二章介绍了有机化学实验基本操作，安排了熔点、沸点、蒸馏、分馏、重结晶、萃取、纸色谱、折光率、旋光度等10种分离提纯有机化合物的方法和有机化合物物理常数的测定技术。第三章介绍了10余个有机化合物的制备方法，反复训练学生的基本操作能力。第四章介绍了有机化合物的性质实验，验证有关的理论知识，提高学生理论联系实践的能力。第五章介绍了有机化合物的定性鉴定，通过对未知物的鉴定和制备，加强学生对知识的灵活运用及动手能力的培养。附录中列出了常用有机溶剂的纯化方法及实验常用试剂的配制方法。通过上述严格训练，使学生加深对有机化学基础理论、有机物制备、有机物性能和官能团（反应）性能的理解，掌握有机化学所需要的基本实验方法和操作技能，掌握正确选择有机化合物合成、分离提纯与分析鉴定的方法，培养学生严谨的科学态度和分析问题、解决问题的能力。

本教材由浙江医药高等专科学校张斌任主编。编写具体分工如下：浙江医药高等专科学校张斌编写第二、五章；广东食品药品职业学院陈任宏编写第一、三章；浙江医药高等专科学校张亚娟编写第四章。

由于编者水平有限，书中有不妥之处恳请同行、专家、读者批评指正。

编者

2008 年 3 月

目　　录

第一章　有机化学实验的基础知识

有机化学是研究有机化合物的来源、制备、结构、性质、应用以及有关理论与方法的科学，它是一门以实验为基础的学科。有机化学实验是高职、高专药学类专业的必修课程。有机化学实验教学的任务，不仅是验证、巩固和加深课堂所学的基础理论知识，更重要的是培养学生实验操作能力，综合分析问题和解决问题的能力，培养学生自主设计实验的基本能力，养成严肃认真、实事求是的科学态度和严谨的工作作风，为学生在后续课程的学习和药品的生产、检验等实际工作奠定基础。为此，学生在实验前应当学习有机化学实验的基本知识。

一、实验室规则及安全知识

（一）实验室规则

为了安全地进行实验，培养良好的实验习惯和实验作风，实验前必须认真阅读《实验室守则》，安全、规范地操作，严格遵守实验室规则。

（1）实验前要认真预习实验内容，领会实验原理和方法，熟悉实验操作步骤，了解实验注意事项，写好预习报告，做好实验的准备工作。

（2）遵守实验室纪律，实验时应穿实验工作服，禁止穿拖鞋，要把长发扎起来。

（3）进入实验室，先熟悉实验的试剂及其用量、仪器和装置，清点仪器，检查是否缺损。保持实验室安静，认真听老师讲解。

（4）按要求规范操作，认真观察、记录，实验如有异常，应及时报告老师。

（5）认真、严肃进行实验，不得擅自离开实验室，使用有毒、易挥发、易燃、易爆物品要小心，排除隐患，防止事故发生。

（6）实验结束，将实验结果交实验指导老师检查、签名。洗净、点齐仪器，保持实验台面整洁、水槽没有废纸等杂物。值日生要履行值日职责，注意关好水、电、门、窗等。

（二）实验室安全知识

了解实验室安全知识是安全实验的重要保证，学习实验室的安全知识，可以更好地预防和应付在实验中危险情况的发生。

1. 防毒

（1）有毒或有腐蚀性试剂，应统一发放和回收。处理和使用有毒、易挥发物质时，应在抽风橱中进行。

（2）使用药品时不要接触到手或皮肤，试剂不得入口，实验结束后要细心洗手。

（3）对反应中产生的有毒气体如溴化氢、氧化氮等，应使用吸收装置处理或在抽风橱中进行，保持实验室空气流通良好，避免吸入有毒气体。

2. 防火

（1）在操作和处理易挥发、易燃物品如苯、乙醚、乙醇和丙酮等时，不能明火，应远离火源。

（2）熟悉实验室水、电开关位置，以及安全用具如灭火器材、沙箱和急救箱的放置地点和使用方法。

（3）如果不慎发生着火事故，应首先切断电源、煤气，迅速移开易燃物，用沙子、数层湿布或石棉布覆盖灭火。有机溶剂着火时严禁用水灭火，火势较大时，可用灭火器灭火。

（4）若电器着火，用不导电的二氧化碳或四氯化碳灭火器灭火，不能用泡沫灭火器灭火，以防触电。

（5）若衣服着火，切勿乱跑，应立即用石棉布覆盖身上着火部位或立即脱下衣服灭火，必要时可卧地打滚。

3. 防爆

（1）常压下，加热反应或蒸馏，必须与大气相通，实验过程要时刻检查仪器各部位是否有堵塞现象，以防造成密闭系统而发生爆炸。

（2）反应中如有暴沸现象，应加入几粒沸石或素瓷片防止暴沸。反应过于剧烈时，要根据不同情况采用冷却或控制加料速度等。

（3）使用易燃、易爆物品如乙炔、过氧化物或遇水反应易爆的物质应特别小心。

（4）无论常压或减压蒸馏，液体都不能蒸干，防止烧瓶过热而破裂或过氧化物分解发生爆炸。

4. 眼睛的防护

（1）实验可能会发生爆炸危险时，应使用防护镜、面罩等，防止玻璃碎片、液体等飞溅入眼睛。

（2）绝对禁止实验仪器的口部对准他人或自己。

5. 其他个人防护

（1）割伤　玻璃割伤也是实验室常见的事故，应用镊子小心取出玻璃碎片，用过氧化氢（双氧水）洗净伤口，涂上碘酊；没有玻璃碎片的直接贴上止血贴；若伤口严重，做止血处理。

（2）灼伤　接触酸、碱或溴等试剂，皮肤可能受灼伤时，应立即用洁净的布、卫生纸吸干，用大量的水冲洗，然后分别用5%碳酸氢钠溶液、硼酸溶液和2%硫代硫酸钠洗涤，涂上烫伤软膏。严重伤者经处理后送医务室诊治。

二、有机化学实验常用仪器及其应用范围

常用的玻璃仪器分为普通口玻璃仪器和标准磨砂口玻璃仪器两种。标准磨砂口玻璃仪器系列化、标准化，常见有10口、14口、19口和24口等型号，分别指的是磨砂口的最大端直径分别是10mm、14mm、19mm和24mm，微型实验使用10口磨砂口玻璃仪器，一般实验使用19口的磨砂口玻璃仪器，只要是相同尺寸的标准磨砂口，相互之间便可以装配吻合，不同规格可以通过磨砂口接头使之连接，使用方便。磨口必须保持洁净，使用后

应及时拆卸、清洗。标准磨砂口玻璃仪器与普通口玻璃仪器比较，具有系列、通用、标准和密合好等特点，两者的使用方法大体相同。

1. 烧瓶类（图1-1）

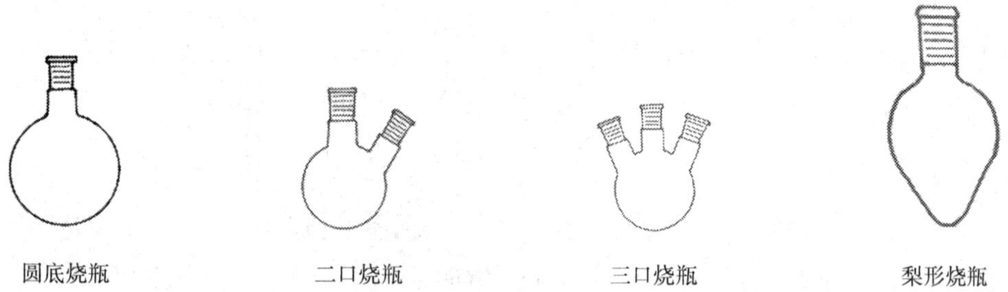

图1-1　烧瓶

（1）圆底烧瓶　耐压、耐热，是有机合成实验中反应、回流、加热和蒸馏的常用仪器。

（2）二口、三口烧瓶　耐压、耐热，也是有机合成实验中反应、回流、加热的常用仪器。用于同时接温度计、滴液漏斗、搅拌器或冷凝管（蒸馏或回流）等。

（3）梨形烧瓶　常用于微型实验的有机合成反应。

2. 冷凝管类（图1-2）

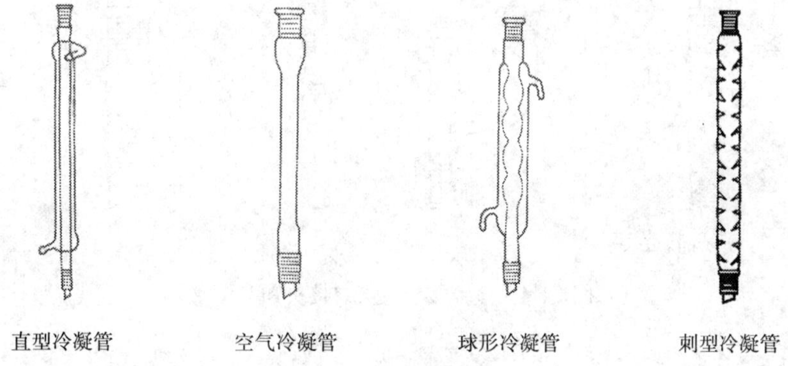

图1-2　冷凝管

（1）直型冷凝管　用于液体沸点（b. p.）<140℃的蒸馏或回流。如蒸馏乙醇实验中，直型冷凝管为倾斜放置，水流方向为下进上出。

（2）空气冷凝管　用于液体 b. p.>140℃的蒸馏。

（3）球形冷凝管　用于回流。如制备肉桂酸实验中回流时，空气冷凝管为垂直放置。

（4）刺型分馏柱　用于分馏多组分混合物或合成乙酰苯胺实验中的回流。

3. 漏斗类（图1－3）

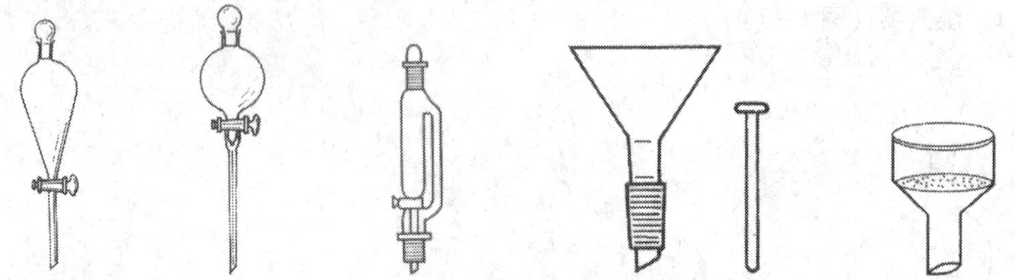

分液漏斗 滴液漏斗 恒压滴液漏斗 玻璃漏斗及玻璃钉 布氏漏斗

图1－3 漏斗类

（1）分液漏斗 用于萃取分离或洗涤化合物。

（2）滴液漏斗 用于反应时滴加溶液，可控制滴加速度，漏斗口末端插入液面。

（3）恒压滴液漏斗 用于反应时滴加溶液，可控制滴加速度，漏斗口末端不需插入液面。

（4）玻璃漏斗及玻璃钉 用于少量混合物的过滤。

（5）布氏漏斗 用于减压过滤，滤纸可叠2～3层，尺寸以盖住布氏漏斗小孔为宜。

4. 蒸馏接头、磨口接头和磨口塞类（图1－4）

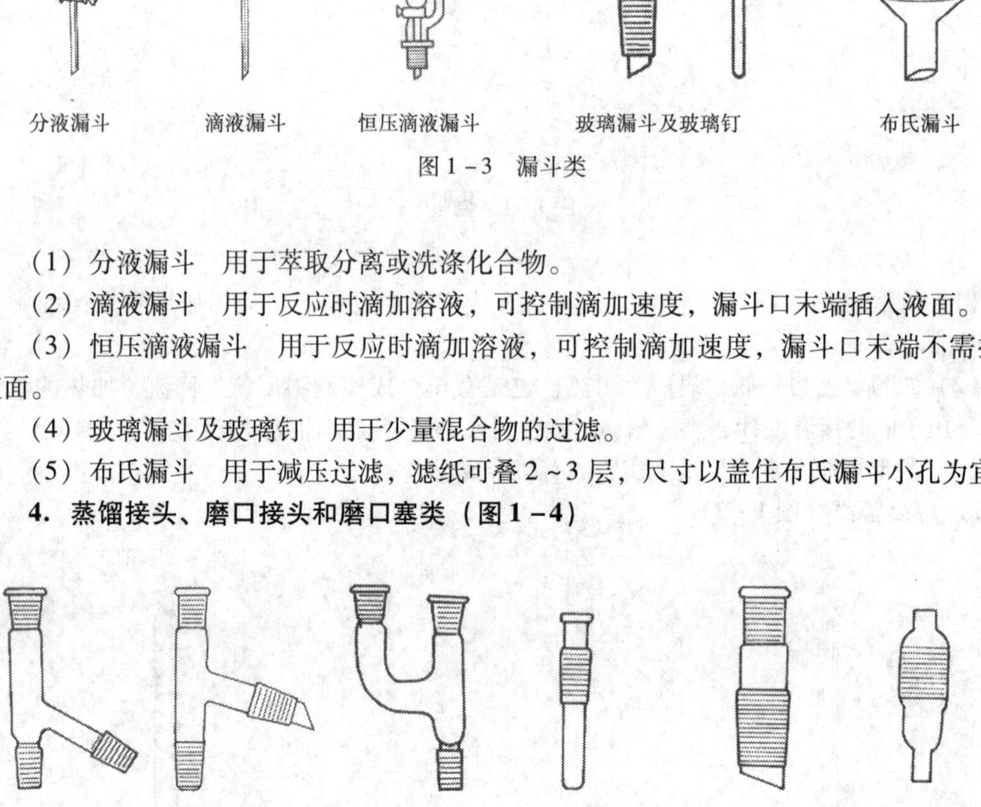

蒸馏接头 微型蒸馏头 克莱森接头 温度计套管 空心塞 搅拌器套管

图1－4 蒸馏接头、磨口接头和磨口塞

（1）蒸馏接头 用于常压蒸馏。

（2）微型蒸馏头 用于微型实验中的常压蒸馏、减压蒸馏、固液萃取和水蒸气蒸馏。

（3）克莱森接头 用于微型实验中的减压蒸馏、水蒸气蒸馏或用于同时接滴液漏斗、冷凝管等。

（4）温度计套管 用于蒸馏或回流时套接温度计。

（5）空心塞 用于封住三口烧瓶未使用的口。

（6）搅拌器套管 用于搅拌时套接搅拌器。

5. 接引管类和其他（图1-5）

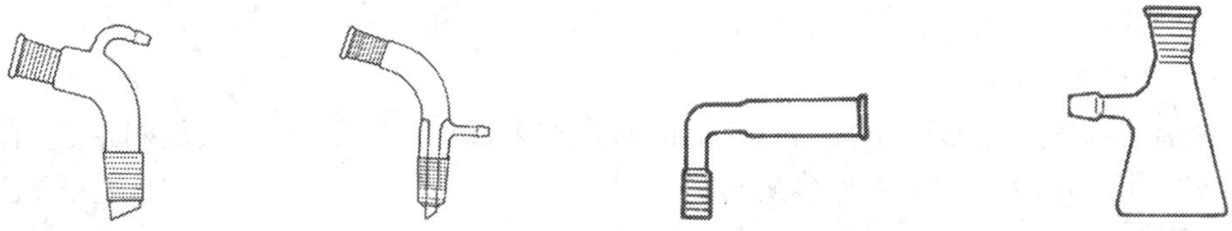

接受管　　真空接受管　　干燥管　　抽滤瓶

图1-5　接引管类等

（1）接受管　用于常压蒸馏。

（2）真空接受管　用于减压蒸馏或支管接橡皮管把易燃、易爆气体引入水槽下水道。

（3）干燥管　用于干燥气体，中间填充无水氯化钙之类块状或粒状的干燥剂，两端用玻璃纤维或棉花填塞，松紧适中。

（4）抽滤瓶　用于减压过滤，与布氏漏斗配套使用。

三、有机化学实验常用技术及装置

（一）实验常用技术

1. 加热

有机化学反应速度慢，通常需要加热来促进化学反应，根据所需温度、升温速度快慢，选择不同的加热方式。

（1）直接加热　用酒精灯、电热套加热都是直接加热。电热套是用电热丝加热，电热丝是用玻璃纤维绝缘材料包裹着的（如图1-6），具有调温范围宽、无明火、使用完全等优点。电热套大小有各种规格，通常与调压变压器配套联用，恒温范围一般为50～200℃，主要用于蒸馏和制备有机物实验中的回流加热，根据反应所需温度、烧瓶中液体的量来调节旋钮，缓慢加热升温时指示灯亮，恒定至所需温度时指示灯自动熄灭。蒸馏低沸点液体时，根据烧瓶中液体量的减少，相应降低温度，避免容器壁过热而破裂。

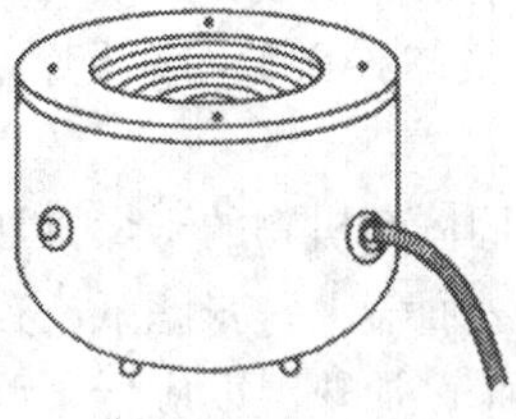

图1-6　电热套

（2）水浴加热　加热温度不超过100℃，易燃、易爆的有机物，不能用明火，可用水浴加热。如蒸馏或制备乙醚实验。

（3）油浴加热　加热温度在100～250℃时，可以用甘油、植物油、液体石蜡、硅油作为油浴液，或用作传热液，受热均匀，适用于100～250℃蒸馏或反应。

2. 冷却

有些化学反应放出大量的热，反应太剧烈而难以控制，需要在低温条件下进行反应，或蒸馏、分离提纯时，也需要冷却降温。冷却方式有自然冷却和人工冷却两种，在室温下的冷却为自然冷却，在冷水或冰水浴中的冷却为人工冷却，通常用水、冰水等作为冷却剂进行冷却操作，最简单的方法是将盛有反应物的容器浸在冷水或冰水中，或直接倒入冷水或冰水中。如果需要把反应混合物保持在0℃以下，常用冰、盐（如NaCl）作为冷却剂冷却。

在蒸馏实验中，用水冷凝使沸点较低的有机物蒸气冷却成液体，可减少损失，在重结晶实验中，用冰水冷却可加速晶体析出。

3. 干燥

（1）玻璃仪器的干燥　在有机合成实验中，玻璃仪器必须干燥无水，将洗净的仪器倒置在干燥架上自然风干、用气流烘干器（图1－7）或电吹风吹干、在烘箱中烘干等方法干燥。

（2）有机物的干燥　在有机化学实验中，常常需要除去固体、液体或气体中的少量水分，加入一种能与水反应或与水结合的物质，这种物质称为干燥剂，这一过程为干燥。干燥液体或气体的常用干燥剂有：①无水 $CaCl_2$：吸水能力大，但它的吸水速度较慢，用于烃类、醚类化合物的干燥，而不能干燥醇、羧酸等；②无水 $MgSO_4$、Na_2SO_4：中性干燥剂，吸水能力大，可以干燥大多数有机物如醇、酮、羧酸、酰胺和酯类等化合物；③无水 K_2CO_3：吸水能力一般，可用于干燥醇、酮、酯类和胺，但不能用于羧酸、酚和其他酸性化合物的干燥；④CaO：用于低级醇的干燥，但不能用于羧酸和酯类化合物的干燥；⑤分子筛：用于中性物质如烃类化合物的干燥，它的干燥能力强，一般用于要求含水量很低的物质。分子筛价格很贵，可活化再重新使用。干燥剂的加入量一般为每10ml液体约0.5～1g干燥剂，干燥剂与液态有机物不反应、不溶解，蒸馏前必须把干燥剂滤去。

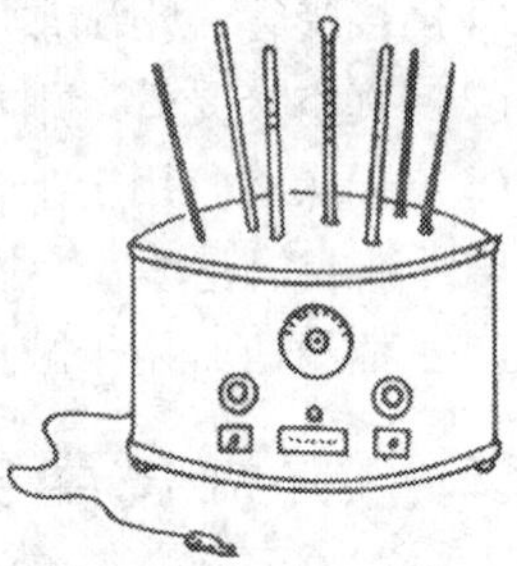

图1－7　气流烘干器

固体有机物的干燥方法有：①自然晾干：在抽滤时尽量抽干，然后在表面皿均匀铺开，表面盖上一张滤纸，在空气中晾干；②烘箱烘干：对热稳定的固体有机物可放于烘箱内烘干，加热温度应低于该固体的熔点；③红外线干燥：用红外线干燥，穿透性强，干燥快；④干燥剂干燥：对易吸湿或较高温度干燥时会分解成变色的固体有机物，可在干燥器中干燥，干燥器底部放硅胶类的干燥剂。

（二）实验常用装置

1. 回流装置

加热能促进反应或加快有机物溶解；同时使有机物容易挥发而损失，在这种情况下，需要使用回流冷凝装置，使蒸气不断地在冷凝管内冷凝变成液体而返回反应瓶内，就能减少或防止反应瓶中的物质逃逸损失。

简单的回流冷凝装置由热源、反应器、回流冷凝管三部分组成，通常反应器选用圆底烧瓶、三口烧瓶或锥形瓶，一般情况下，反应器上连接球形冷凝管。球形冷凝管内管面积大、回流效果好，回流速度控制在液体蒸气湿润第一个球部为宜（图1－8）。当液体b. p.>140℃时，换用空气冷凝管回流。

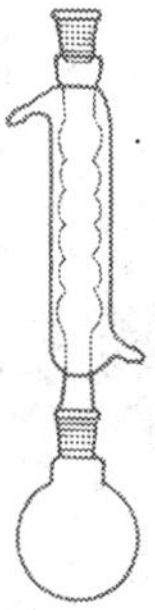

图 1-8　回流装置

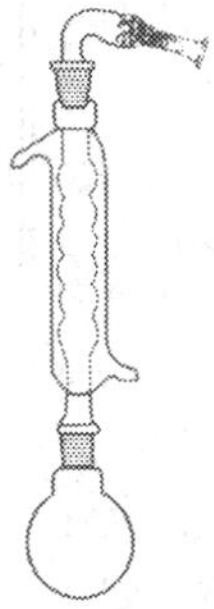

图 1-9　带有干燥管的回流装置

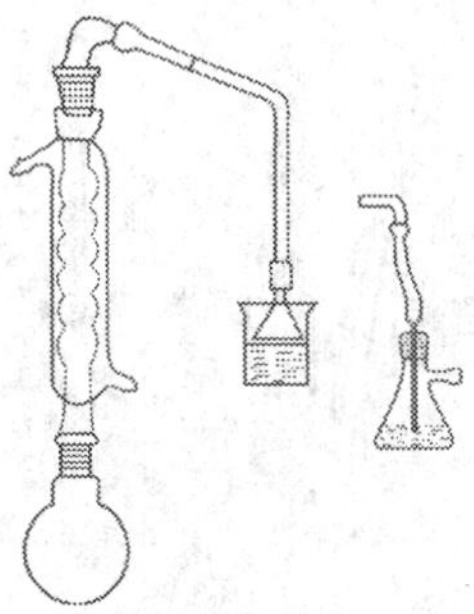

图 1-10　带有尾气接收的回流装置

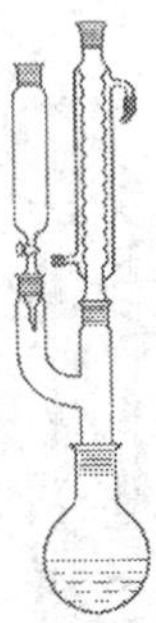

图 1-11　带有滴加液体的回流装置

考虑反应物或产物的理化性质，可用带有干燥管、尾气接收的回流特殊装置。如果产物易受潮，可在冷凝管上端口连接无水氯化钙干燥剂的干燥管，可防止水分侵入，用于制备乙醇实验（图 1-9）；如果反应中伴有刺激性、有毒气体如溴化氢产生，可加接气体接收装置，用于制备 1-溴丁烷实验（图 1-10）。对于有些反应进行比较剧烈，放出热量大，如将反应物一次性加入会使反应失去控制时，可用带有滴液漏斗的回流冷凝装置（图 1-11）。

2. 搅拌装置

搅拌是为了使反应物混合均匀，散热容易，加速反应、减少副反应。对于固体参与的反应或反应有固体产生，或互不相溶的液体存在时，有效的搅拌往往是反应能否顺利进行的关键。当将一种反应物滴加到反应混合物中时，为避免局部过浓、局部过热而反应太剧烈或产生副反应，也需要进行搅拌。

搅拌有人工搅拌、机械搅拌和磁子搅拌三种方式。机械搅拌由搅拌器完成，搅拌器主要包括电动机、搅拌棒和搅拌套管，常见的搅拌棒如图 1-12 所示，一般用玻璃、塑料或金属等制成，形状不同，搅拌时下端离瓶底约 5~6mm，在搅拌器的轴上与搅拌棒之间套一个橡皮套可以起到缓冲作用，可在搅拌棒和橡皮管之间涂上少量的凡士林或滴入几滴甘油润滑。调节电动机上的转速旋组，就可以调节搅拌棒的快慢。

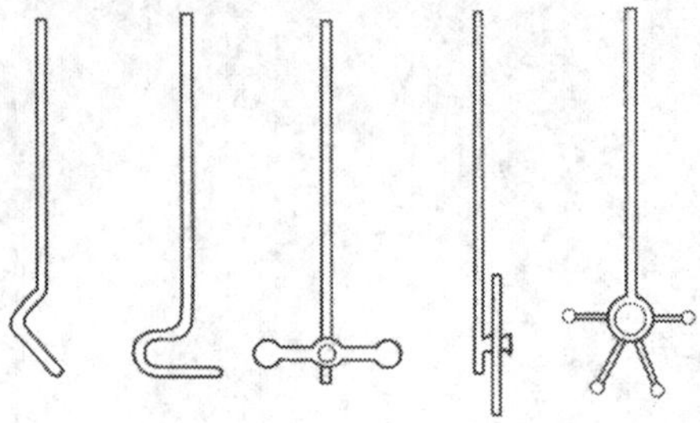

图 1－12 搅拌棒

搅拌装置由搅拌器和反应器两大部分组成（图 1－13），图（a）、（b）为简易式，图（c）为液封式，中间的液封管灌注液体石蜡、甘油起密封作用，“Y”型管接恒压滴液漏斗和温度计两种仪器，用于同时进行滴加液体和测定反应温度。

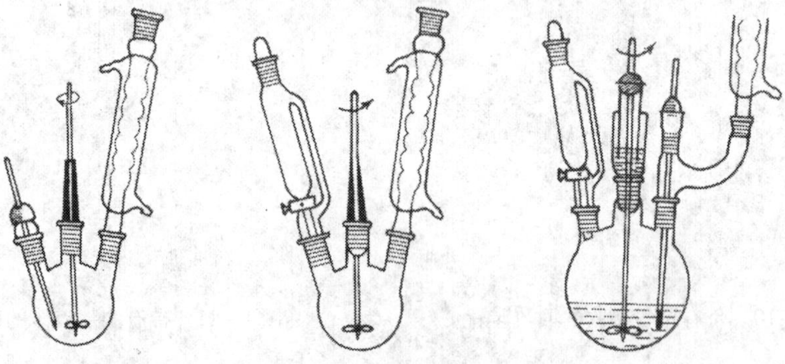

(a) (b) (c)

图 1－13 搅拌装置

3. 其他装置

如果产品沸点低，易燃易爆，有毒、易挥发，用带侧管接受器或真空接受管，侧管连接橡皮管通入下水道，同时接受器应在冰水浴中冷却，用于蒸馏或制备乙醚实验（见图 1－14）。

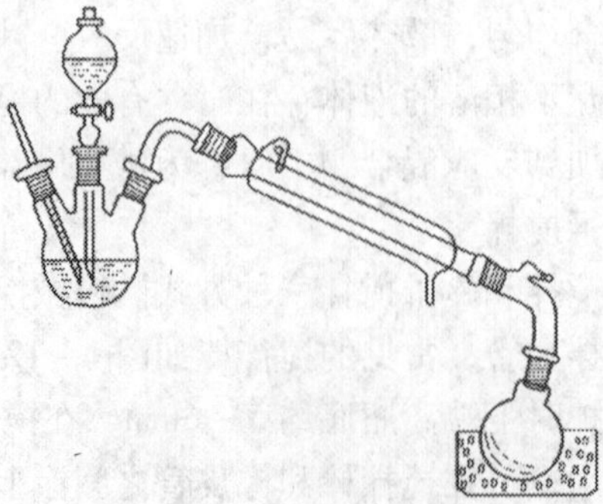

图 1－14 带冰水浴的装置

4. 装置的安装

正确选用仪器，大小合适，尺寸匹配，连接口紧密，不漏气。按照一定顺序装配仪器，由上而下，从左到右，做到整齐美观，布局合理，正看一个平面，侧看一条直线。拆卸仪器时按相反方向进行。

常压下装置应与大气相通，容器不能形成密闭系统，以免加热发生爆炸。

四、有机化学实验预习、实验报告基本要求

（一）有机化学实验预习报告要求

实验预习是有机化学实验的重要环节，预习除了认真阅读实验内容，领会实验原理和方法，熟悉有关实验操作步骤，了解实验注意事项外，还要求写好预习报告，预习报告内容包括实验目的、实验原理（主反应和副反应，简要的文字说明）、实验主要试剂（主要试剂规格、用量）和仪器、装置、实验操作步骤和实验注意事项等。下面介绍制备有机物实验的预习报告格式，以供参考。

实验内容

1. 实验目的

2. 实验原理

主反应：

副反应：

简要的文字说明

3. 实验主要试剂用量及规格和仪器

（1）实验原料、产品和主要副产品的物理常数

名称	分子量	性状	熔点（℃）	沸点（℃）	相对密度	折光率	溶解度

（2）实验装置图

4. 实验操作步骤和现象（用流程图表示）

（二）有机化学实验报告要求

实验报告是在完成实验后，对实验的总结，即讨论实验过程中观察到的实验现象，整理归纳实验数据，实验结果的计算及分析等，实验报告内容包括实验目的、实验原理、实验主要试剂（主要试剂规格、用量）和仪器、装置、实验操作步骤、实验现象或结果、产率计算、讨论或分析等，要如实认真书写报告，积极思考，客观而科学地讨论、分析问题，文字精炼，简明扼要概括。下面介绍几种实验报告格式，以供参考。

基本操作实验的实验报告格式

实验内容

1. 实验目的

2. 实验原理

3. 实验主要仪器、试剂
4. 实验装置图
5. 实验步骤和现象
6. 实验数据或结果的处理（例如熔点测定）

样品	熔点（℃）	熔距（℃）
肉桂酸		
尿素		
肉桂酸和尿素（1:1）		

7. 实验结果分析

有机化合物性质实验的实验报告格式

实验内容
1. 实验目的
2. 实验原理
3. 实验主要仪器、试剂
4. 实验步骤和现象

项目	步骤	现象	文字解释（或反应式）

有机化合物制备实验的实验报告格式

实验内容
1. 实验目的
2. 实验原理

主反应：

副反应：

简要的文字说明

3. 实验原料、产品和主要副产品的物理常数（列表）
4. 实验装置图
5. 实验步骤和现象（用流程图表示）
6. 实验结果及处理：产品外观、产量（重量或体积），计算产率
7. 实验结果分析

下面是制备乙酰苯胺的实验报告。

乙酰苯胺的制备

1. 实验目的

（1）学会利用酰化反应制备乙酰苯胺的方法。

（2）巩固和掌握重结晶、熔点测定等基本操作。

2. 实验原理

羧酸及其衍生物均可作酰化试剂，与苯胺发生酰化反应，得到乙酰苯胺。本实验以乙酸作为酰化试剂，价格低廉，条件容易控制，操作方便。

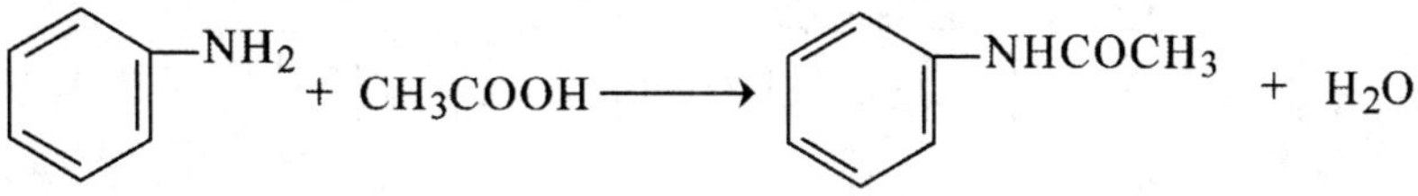

3. 主要试剂规格及用量（表1-1）

表1-1 实验原料、产品和副产品的物理常数

名称	分子量	性状	熔点（℃）	沸点（℃）	相对密度	溶解度
苯 胺	93	无色油状液体	-6.3	184.1	1.022	-
冰醋酸	60	无色液体	16.6	117.9	1.049	-
乙酰苯胺	135	白色晶体	114	-	-	0.46
水	18	无色液体	0	100	-	-

4. 实验装置图（图1-15）

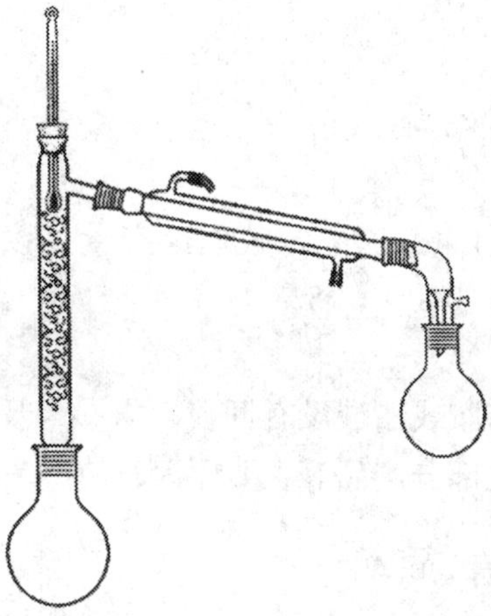

图1-15 乙酰苯胺制备装置

5. 实验步骤和现象（用流程图表示）

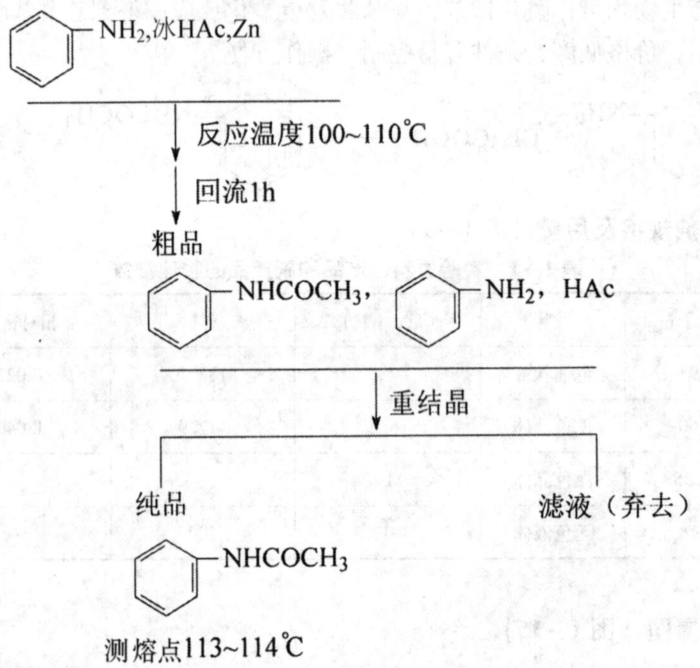

6. 实验结果及处理

（1）产品外观　白色片状结晶。

（2）产量（重量或体积）　6.3g。

（3）计算产率　冰醋酸过量，乙酰苯胺理论产量（以苯胺计算）=0.09mol×93g/mol=8.4g，乙酰苯胺产率=6.3/8.4=75%

7. 实验结果分析

由于加热温度高，部分苯胺或醋酸没有回流，未参与反应被蒸出，同时在重结晶时，加入溶剂太多，热过滤时损失部分产品等主要原因，使产率偏低。

五、有机化学文献简介

文献是科学研究关于实验数据、理论、方法等的记录和总结，快速、准确地查阅和利用文献资料，了解有机试剂和产物的物理常数，对于顺利进行有机化学实验，也是一个重要的环节。下面简单介绍常用的有机化学实验文献及其查阅方法。

1. 中国化工产品大全（上、中、下）（化学工业出版社出版，1998）

该工具书收集3万多种化工产品，包括名称、别名、英文名、结构式、分子式、分子量、理化性质、质量标准、用途、制法、毒性和防护、生产厂家等。

2. 化学试剂和精细化学品手册（化学工业出版社出版，2002）

该工具书收集8000余种化学试剂和精细化学产品资料，包括中英文正名和别名、结构式、分子式、分子量、性状、理化常数、化学试剂标准号、危险物品编号等。

3. 化工词典（第4版）（化学工业出版社出版，2002）

该工具书收集1.6万余条，包括化工原料、材料、中间体、产品、生产方法、化工过程等方面条目以及有关的化学基本术语条目。

4. 化学文献

美国的化学文献（简称CA），它是世界上最重要的一种化学文献，收录的文献范围较广、报道速度快。

5. 化学网站

美国化学会化学文献文摘社网站：http：//www. cas. org/Virtual Library of Chemistry

http：//www. chem. ucla. edu/chempointers. htm/Chemical Engineering

http：//www. yahoo. com/Science/ Engineering/Chemical - Engineering

中国化学化工网：http：//www. sinocnet. com/

（陈任宏）

第二章　有机化学实验基本操作

实验一　熔点测定及温度计校正

（一）目的要求

1. 掌握熔点测定的原理和操作技术。
2. 了解熔点测定的意义。

（二）实验原理

当晶体物质加热到一定的温度时，从固态转变为液态，此时的温度称为该物质的熔点。严格来讲，熔点是指在101.325kPa压强下固－液两相平衡的温度。一个纯化合物从始熔到全熔的温度范围称为熔距（熔点范围或熔程），一般为0.5～1℃（除液晶外）。若含有杂质则熔点下降，熔距增大。大多数有机化合物的熔点都在300℃以下，较易测定。因此，测定熔点可以鉴别未知的固态化合物或估计被测物质的纯度。若有两种物质A和B的熔点是相同的，可用混合熔点法检验A和B是否为同一种物质。若A和B不为同一物质，其混合物的熔点比各自的熔点降低很多，且熔距增大。

纯净物质在任何温度下都有相应的蒸气压，温度升高时其蒸气压一般总是增大。固态时的蒸气压随温度变化的速率比液态随温度变化的速率要大。两条蒸气压－温度曲线相交于一点，此时固态与液态的蒸气压相等，固液两相可以同时并存。与这一点相对应的温度就是该物质的熔点（melting point，缩写为m. p.，如图2－1）。交点M是一个热力学平衡点，与它对应的蒸气压和温度都是惟一确定值，甚至当温度超过熔点几分之一度时，只要有足够的时间，固体就会全部转变成液体。因此纯物质有固定和敏锐的熔点。

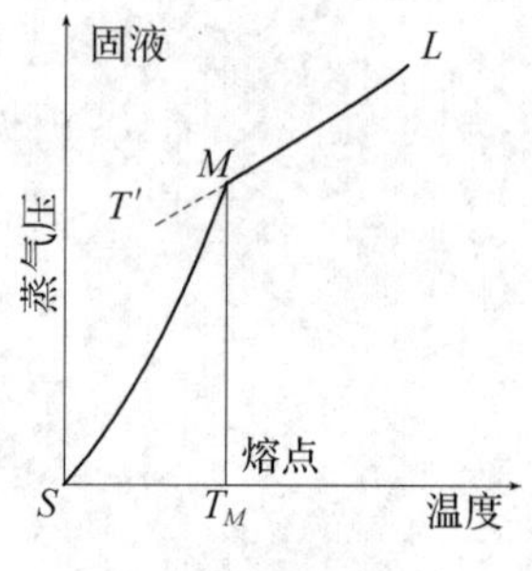

图2－1　纯物质的温度与气压曲线图

加热纯净有机化合物，当温度接近其熔点范围时，升温速率随时间变化约为恒定值，此时用加热时间对温度作图（如图2－2）。加热温度不到化合物熔点时以固相存在，继续加热温度上升，当达到熔点时，开始有少量液体出现，而后固液相平衡，继续加热，温度即不再变化，此时加热所提供的热量是使固相不断转变为液相，两相间仍为平衡，最后的固体熔化后，继续加热则温度线性上升。因此，在接近熔点时，加热速率一定要慢，每分钟温度升高不能超过2℃，只有这样，才能使整个熔化过程尽可能接近于两相平衡条件，测得的熔点也越正确。

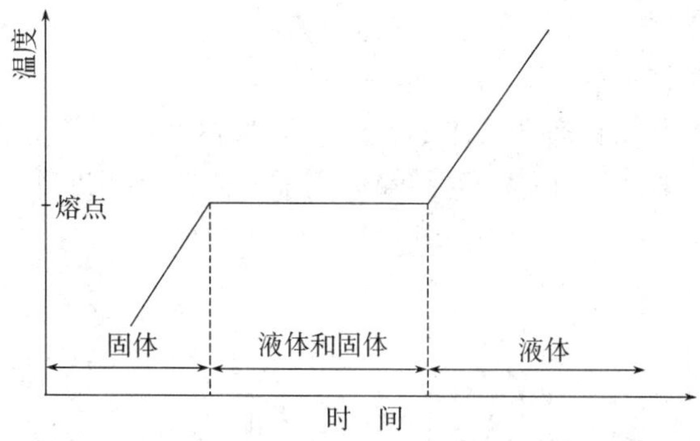

图 2－2 纯物质加热时温度随时间的变化

（三）实验仪器和药品

仪器：提勒（Thiele）管（又称“b”形管，也叫熔点测定管）、温度计（200℃）、毛细管（内径 1～1.5mm，长 15cm）、长玻璃管（内径约 0.5cm，长约 60～70cm）、表面皿、玻璃钉、小胶圈等。

药品：导热液（液体石蜡或甘油等）、肉桂酸、尿素 C. P.，苯甲酸。

（四）实验步骤

1. 毛细管法测定熔点

这是一种简便准确的熔点测定法。此法测得的熔点不是一个温度，而是熔距（或称熔程），常常略高于真实熔点。影响测量结果准确度的因素有加热速度、毛细管壁厚薄，直径大小、样品颗粒粗细及样品装填是否均匀结实等，最重要的是温度计的准确程度。尽管如此，此法的准确度仍可满足一般的要求，其最大的优点是样品用量少，操作方便。

（1）熔点管的制备 取 1 根内径为 1～1.5mm，长约为 70～75mm 的毛细管，将一端放在酒精灯火焰上加热熔化封口后作为熔点管。

（2）样品的装填 取少量待测干燥的样品[①][②]（约 0.1g），放于干净的表面皿上，用玻璃钉将其充分研磨成粉末后，聚成一堆，然后将熔点管开口一端向下垂直插入样品堆中，使样品挤入熔点管内。再把毛细管开口一端向上竖立，轻敲毛细管使样品落在管底。最后是把装有样品的毛细管[③]，通过 1 根长约 60～70cm 直立于玻璃片（或蒸发皿）上的玻璃管，使其自由下落，重复几次，把样品装填均匀、结实，使样品高度为 2～3mm。一个试样最好同时装三根毛细管备用[④]。

（3）测定熔点的装置 毛细管法测定熔点的装置有多种，常用的装置有两种。

第一种装置［图 2－3（a）］是将提勒管固定在铁架台上，倒入导热液，使液面略高于提勒管的上侧管时即可，管口配一缺口单孔木塞，温度计插入孔中，刻度面向缺口。把装有样品的毛细管用小胶圈固定在温度计水银球旁［图 2－3（c）］，注意小胶圈应在导热液液面上[⑤]，样品部分靠在温度计水银球的中部。温度计的位置为水银球在提勒管两侧管的中部。加热时火焰须与提勒管的倾斜部分的下缘接触，受热的液体因温度差而发生对流作用，使温度均匀。

第二种装置［图2－3（b）］双浴式测定熔点，双浴式由长颈烧瓶、试管和温度计组成。烧瓶内装入约占其总容量1/2～2/3的加热液体作为热浴。试管与温度计均用有缺口的单孔木塞固定，试管离烧瓶底约0.1cm，温度计水银球离试管底约0.5～1cm。试管内可装热浴液体或用空气浴加热样品。毛细管如同前法固定在温度计水银球旁。

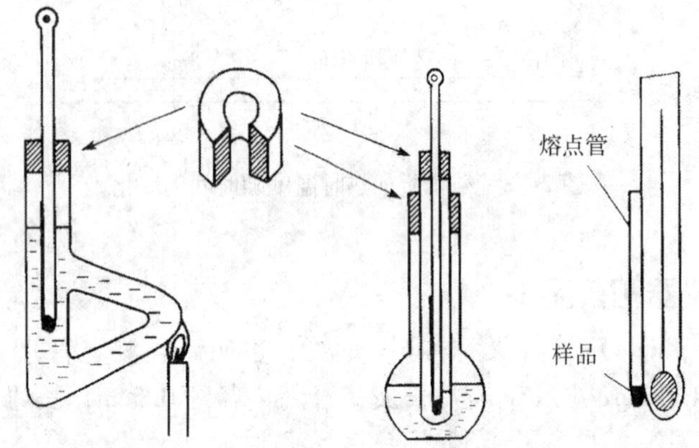

图2－3 熔点测定装置

热浴所用的导热液通常有甘油、液体石蜡和浓硫酸等。选择哪一种，则依所需的温度而定。温度在150℃以下，最好选用甘油或液体石蜡，液体石蜡较安全，但在温度太高时会变色。温度在150℃以上，可选用浓硫酸。浓硫酸价廉，易传热，但腐蚀性强，要注意安全。用浓硫酸作导热液时，有时有机物掉入硫酸中会变黑，影响观察，可加入一些硝酸钠（或硝酸钾）晶体，加热后可褪色。温度超过250℃时浓硫酸产生白烟，可加硫酸钾，溶解后进行测定，该混合物可以加热到320℃不产生白烟。还可用植物油、白矿油、磷酸、硅油等作为导热液。熔点测定完毕，导热液应倒回原瓶中[⑥]。

（4）测定方法　熔点测定的关键操作之一就是控制加热速度，使热能透过毛细管，样品受热熔化，令熔化温度与温度计所示温度一致。对于每一种样品，至少要测定两次。第一次测定时升温可快些，1min上升约5℃左右，先测得一个近似的熔点。然后待导热液的温度下降至熔点以下20～30℃时，换另一根装有样品的毛细管进行第二次测定。

第二次测定时，开始温度可以稍快（5℃/min），当温度离粗熔点约为15℃时，应减缓加热速度，使温度缓慢而均匀上升（1～2℃/min）。一般可在加热中途，试将热源移去，观察温度是否上升，如停止加热后温度亦停止上升，说明加热速度是比较合适的。当接近熔点时，加热速度要更慢（0.2～0.3℃/min），此时应特别注意温度的上升和毛细管中样品的变化情况。样品将依次出现“发毛”、“收缩”、“塌落（液滴）”、“澄清”等现象。“发毛”和“收缩”以及形成软质柱状而无液化现象都不是“始熔”，只有当出现液滴（塌落）时才是“始熔”，全部样品变成透明、澄清液体时为“全熔”（图2－4）。记录“始熔”与“全熔”时温度计上所示的温度，其差值即为该化合物的熔距。例如某一样品在115℃时开始收缩，115.5℃时塌落，有液滴出现，116.3℃时全部成为透明液体，应记录为：熔点115.5～116.3℃。

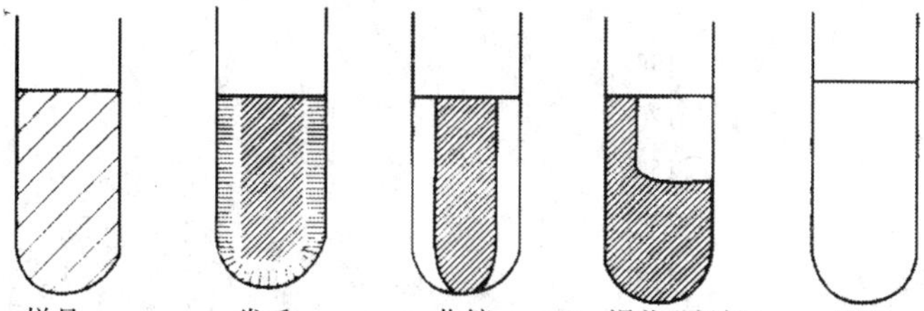

图2－4 毛细管中样品的变化情况

2. 用熔点测定仪测定熔点

熔点测定仪（图2－5）主要由电加热系统、温度计和显微镜组成。测定熔点时，样品放在两片洁净的载片玻璃之间，置于热浴中，调节显微镜高度，观察被测物质的晶形。先拧开加热旋钮，使其快速升温，到温度低于熔点10～15℃时，换开微调旋钮，减慢升温速度，使温度每分钟上升1～2℃。其他事项与提勒管测定法相同。

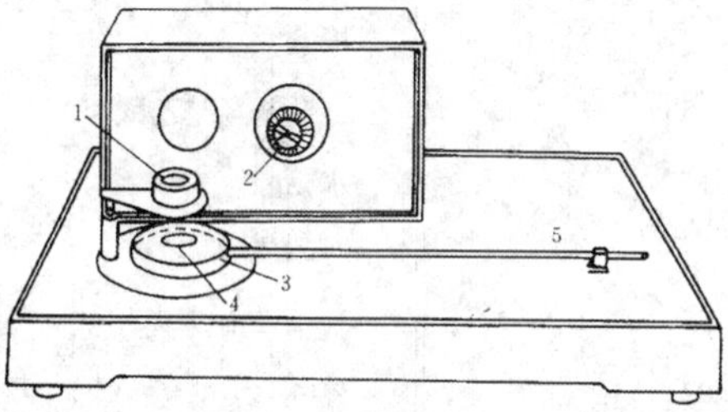

图2－5 熔点测定仪

1为显微镜；2为旋钮；3为热浴；4为载片玻璃；5为温度计

当需重复测定时，可将金属冷却圆板置于热浴中。热交换后的圆板，用冷水冷却，如此重复几次，温度便很快降下来。

3. 温度计的校正

测定熔点时，温度计上的熔点读数与真实熔点之间常有一定的偏差。这可能由于以下原因：如温度计的制作质量差、毛细孔径不均匀、刻度不精确。温度计有全浸式和半浸式两种，全浸式温度计的刻度是在温度计汞线全部均匀受热的情况下刻出来的，而测熔点时仅有部分汞线受热，因而露出的汞线温度较全部受热时为低。因此，若要精确测定物质的熔点，就需校正温度计。校正温度计时，可选用纯净有机化合物的熔点作为标准或选用一标准温度计校正。通过此法校正的温度计，上述误差可一并除去。

校正时选择数种已知熔点的纯净有机化合物为标准，测定它们的熔点，以观察到的熔点作纵坐标，测得熔点与已知熔点差值作横坐标，画成曲线，即可从曲线上读出任一温度的校正值（图 2 -6）。例如，用温度计测得某化合物熔点为 110℃，在曲线中查得 110℃时温度计误差值为 -0.3℃，则校正后的温度值为 110.3℃。

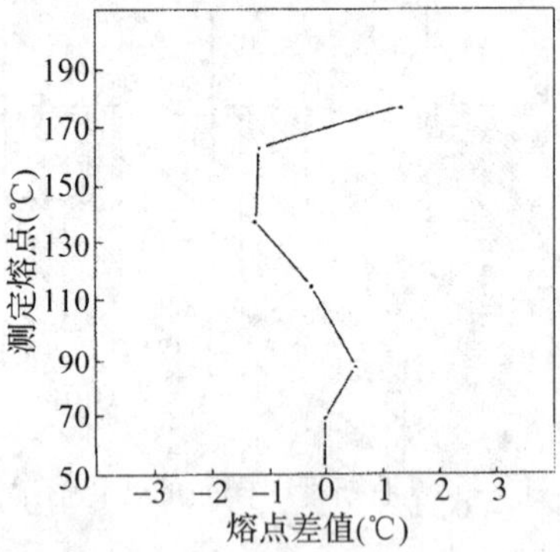

图 2 -6　温度计校正曲线

用熔点方法校正温度计的标准样品熔点如表 2 -1，校正时可以具体选择。

表 2 -1　用于校正温度计的标准样品及其熔点

标准样品	熔点（℃）	标准样品	熔点（℃）
水 - 冰	0	苯甲酸	122.4
α-萘胺	50	尿素	132.7
二苯胺	54 ~ 55	二苯基羟基乙酸	151
对二氯苯	53.1	水杨酸	159
苯甲酸苄酯	71	对苯二酚	173 ~ 174
萘	80.55	3，5-二硝基苯甲酸	205
间二硝基苯	90.02	蒽	216.2 ~ 216.4
二苯乙二酮	95 ~ 96	酚酞	262 ~ 263
乙酰苯胺	114.3	蒽醌	286（升华）

0℃的测定可将盛有 20 ~ 25ml 蒸馏水的小烧杯置于冰盐浴中，至部分蒸馏水结冰，用玻棒搅拌使冰、水混合均匀并移出冰盐浴，将被测温度计插入冰水中，注意使温度计水银球全部浸没。在搅拌下，使温度恒定，读数。

4. 实验内容

测定尿素（m. p. 132.7℃）、肉桂酸（m. p. 133℃）、50% 尿素和 50% 肉桂酸混合物及未知样品苯甲酸的熔点。

（五）注释

① 被测样品应是干燥的，熔点在 135℃以上可在 105℃下干燥；熔点在 135℃以下或受热分解的，可装在五氧化二磷的干燥管中干燥一夜。

② 样品研磨越细越好，否则装入熔点管内时，有空隙，熔距会增大，影响测定结果。

③ 测定易升华或易吸潮的物质的熔点，应将毛细管开口端熔封。

④ 每次测定都必须用新的毛细管另装样品。

⑤ 用小胶圈固定毛细管，要注意勿使小胶圈触及浴液，以免浴液被污染和小胶圈被浴液熔胀而使熔点管脱落。

⑥ 测定结束后，温度计需冷却至接近室温后方可洗涤；导热液也应冷却至室温后再倒回试剂瓶中，否则将可能造成温度计或试剂瓶破裂。

（六）思考题

1. 三个瓶子中分别装有 A、B、C 三种白色结晶的有机化合物晶体，每一种都在 149 ~150℃熔化。一种 50∶50 的 A 与 B 的混合物在 130 ~ 139℃熔化；一种 50∶50 的 A 与 C 的混合物在 149 ~ 150℃熔化。那么 50∶50 的 B 与 C 的混合物在什么样的温度范围内熔化？能说明 A、B、C 是同一种物质吗？

2. 测定熔点时如遇到下列情况，会产生什么后果？

（1）熔点管不干净。

（2）样品未完全干燥或含有杂质。

（3）熔点管底部未完全封闭，尚有一针孔大小的孔。

（4）加热速度太快。

（5）样品研磨得不细或装填不实。

3. 是否能将第一次测定熔点时的样品管再做第二次测定？为什么？

实验二　蒸馏及沸点测定

（一）目的要求

1. 掌握常压下蒸馏和沸点测定的基本原理和操作方法。

2. 了解测定沸点的意义。

（二）实验原理

由于分子运动，液体的分子有从表面逸出的倾向。这种倾向随着温度的升高而增大。如果把液体置于密闭的真空系统中，液体分子继续不断地逸出，在液面上部形成蒸气，从而使得分子由液体逸出的速率与分子由蒸气中回到液体中的速率相等，使其蒸气保持一定的压力。当液面上的蒸气达到饱和，称为饱和蒸气，它对液面所施的压力称为饱和蒸气压。因此，当液体物质受热时，其蒸气压增大到与外界施于液面的总压力（通常是大气压力）相等时，就有大量气泡从液体内部逸出，即液体沸腾。此时的温度称为液体的沸点（boiling point，缩写为 b. p.）。显然液体的沸点与所受外界压力的大小有关。实验证明，液体的蒸气压只与温度有关，即液体在一定温度下具有一定的蒸气压，这是指液体与它的蒸气平衡时的压力，与体系中存在的液体和蒸气的绝对量无关。通常所说的液体沸点是指在 1 个大气压，即 101. 325kPa 压力下液体的沸腾温度。

所谓蒸馏就是将液体物质加热到沸腾变成蒸气，然后再使蒸气冷凝成液体这两个过程的组合操作。纯净的液体有机物在蒸馏过程中沸点范围（沸距）很小，一般为 0.5 ~ 1℃。

所以，利用蒸馏方法可测定有机物的沸点。但必须指出，具有固定沸点的液体不一定为纯净的化合物，由于某些有机物往往能和其他组分形成二元或三元共沸混合物，这些共沸混合物都有固定的沸点。如95.6%乙醇与4.4%的水，其沸点为78.2℃。不纯的液体有机物没有恒定的沸点，蒸馏过程中沸点变动大。如果将一个液体混合物进行蒸馏，液体上面的蒸气组成与液体混合物的组成是不一样的，由于沸点较低者先挥发，蒸气中低沸点的组分较多，而留在蒸馏瓶内的液体高沸点的组分较多，故通过蒸馏可达到分离和提纯液体有机物的目的。但在蒸馏沸点比较接近的液体混合物时，各物质的蒸气将同时被蒸出，只不过是馏出液中低沸点的组分多一些，故难以达到分离提纯的目的，此时可借助于分馏（实际上就是连续多次的简单蒸馏）来分离提纯。而普通蒸馏只能将沸点不同（沸点相差大于30℃）的液体混合物进行分离。

为了消除在蒸馏过程中的过热现象和保证沸腾的平稳进行，以免液体突然暴沸，冲进冷凝管或冲出瓶外，造成损失甚至酿成火灾事故，通常在加热前向烧瓶中加入2～3粒沸石，形成液体的汽化中心，避免液体暴沸。若加热后发觉没有加沸石时，必须先移去热源，待液体冷却到沸点以下方可加入沸石。

用蒸馏法测定沸点叫常量法，此法样品用量较多，要10ml以上。若样品量不多，可采用微量法。

（三）实验仪器和药品

仪器：100ml圆底蒸馏烧瓶、蒸馏头、直形冷凝管、100℃温度计、100ml锥形瓶、100ml量筒、接液管、沸石。

药品：70%乙醇溶夜（或丙酮与水的混合物）。

（四）实验步骤

1. 常压蒸馏和常量法测定沸点

按图2-7安装蒸馏装置，该装置适用沸点低于140℃的液体有机化合物的蒸馏。当蒸馏沸点高于140℃的液体有机物时，则用空气冷凝管代替用水冷凝的直形冷凝管，因为用水冷凝140℃以上的蒸气，温度差大，冷凝管容易破裂。当蒸馏液体的沸点很低，则要用蛇形冷凝管。若蒸馏乙醚等低沸点易燃的有机溶剂时，则采用带有支管的接液管，把挥发性的有机物蒸气带走。

安装蒸馏装置应遵循“从下而上，自左至右（或自右至左）”的原则。先把热源[①]（电炉或水浴等）放在使用合适的位置，在其上放一块石棉网，然后在其上方合适的高度处用铁夹垂直夹好蒸馏烧瓶。注意瓶底要距石棉网面1cm左右，以便使之处于空气浴的状态。安装冷凝管时，要先调整好位置使其与蒸馏烧瓶支管同轴，然后使冷凝管沿此轴移动至和蒸馏烧瓶相连，把冷凝管夹夹在冷凝管中心处使之固定，再在其尾部连接接液管和锥形瓶。整个装置要求准确端正，无论从下面或侧面观察，全套仪器的轴线都在同一平面内，所有铁夹和铁架台都应尽可能整齐地放在仪器的背面。

向100ml蒸馏烧瓶中加入40ml 70%乙醇溶液[②]，加入2～3粒沸石，塞好装有温度计的套管，检查装置连接是否紧密不漏气，通入冷凝水[③]，然后用电炉或水浴慢慢加热蒸馏烧瓶，注意观察蒸馏烧瓶中的现象和温度计读数的变化。当瓶内液体开始沸腾时，蒸气前

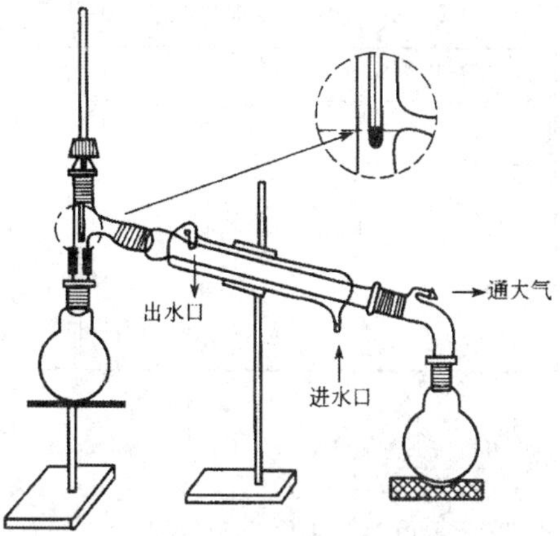

图 2－7　常压蒸馏装置

沿逐渐上升，待达到温度计水银球时，温度计读数急剧上升，此时应适当调节加热速度，以控制馏出的液滴以 1～2 滴/s 为宜[④]。在蒸馏过程中，控制这样的蒸馏速度，才会使温度计水银球始终处于被冷凝液滴包裹的状态，此时温度计的读数就是蒸馏液体的沸点。一般来说蒸馏液体在达到沸点之前都会有液体馏出，称为前馏分，应弃去。当温度计读数上升至 77℃时，换一个干燥的锥形瓶作为接受器，收集 77～79℃的馏分，即可停止蒸馏。注意不应将瓶内液体完全蒸干，以免发生意外。用量筒回收锥形瓶中馏分的体积，并计算回收率。

蒸馏结束，先停止加热，后停止通水，拆卸仪器顺序与安装时相反。

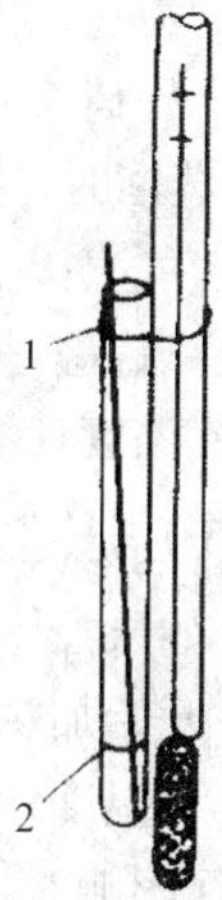

图 2－8　微量法测定沸点
1. 橡皮圈
2. 样品液面

2. 微量法测定沸点

微量法测定沸点采用如图 2－8 所示的微量沸点测定管进行测定。将待测沸点的液体滴入长 7～8cm，直径 5～6mm 的小试管中，液柱高度约 1cm。将一端封闭的长 4～5cm，内径约 1mm 的毛细管，封口端在上倒插入待测液中，把该试管用橡皮圈固定于温度计上，使试管的底部位于温度计水银球的中部。然后把系着该试管的温度计放入提勒管中（温度计的位置与测定熔点装置相同），注意使橡皮圈在导热液的上面。开始加热，控制加热速度为每分钟上升 4～5℃，随着温度升高，由于气体膨胀，将会有小气泡从毛细管中经液面逸出，继续加热至接近该液体沸点时将有一连串气泡快速逸出。此时停止加热，浴温持续升高后即慢慢下降。但必须注意观察，当气泡恰好停止外逸，液体刚要进入毛细管的瞬间（如注意，可观察到最后一个气泡刚欲缩回至毛细管瞬间），记下温度计上的读数，即为该液体的沸点。每支毛细管只用于一次测定，一个样品测定需重复 2～3 次，测得平行数据差不超过 1℃（表 2－2）。

表 2-2 标准化合物样品的沸点

化合物名称	沸点（℃）	化合物名称	沸点（℃）	化合物名称	沸点（℃）
溴乙烷	38.4	水	100.1	苯胺	184.5
丙酮	56.1	甲苯	110.6	苯甲酸甲酯	199.5
氯仿	61.3	氯苯	131.8	硝基苯	210.9
甲氯化碳	76.8	溴苯	156.2	水杨酸甲酯	223.0
苯	80.1	环己醇	161.1	对硝基甲苯	238.3

（五）注释

① 若被蒸馏的液体沸点低于80℃，热源应改为水浴。

② 蒸馏烧瓶内蒸馏液体的体积不应超过蒸馏烧瓶容积的2/3，也不应少于1/3。

③ 直形冷凝管外套中通水，冷凝水从下口进入，上口流出，上端的出水口应向上；冷凝水的流速以能保证蒸气充分冷凝即可，通常仅需保持缓缓水流即可。水流太急会冲脱橡皮管，妨碍实验正常进行，甚至造成事故。

④ 蒸馏时，要注意控制加热火力，若加热的火力太大，会在蒸馏烧瓶颈部造成过热，一部分蒸气直接受到火焰的热量，水银球上的液珠会立即消失，此时温度计所示的温度较液体的沸点高。另一方面，火力也不能太弱，否则由于温度计水银球不能为馏出蒸气充分浸润而使温度计上所读得的沸点偏低或不规则。

（六）思考题

1. 如果液体具有恒定的沸点，能否认为它是单纯物质?
2. 开始加热之前，为什么要先检查装置的气密性?
3. 若温度计水银球上缘高于或低于蒸馏烧瓶支管下缘的水平线，对蒸馏液体测得的沸点有何影响?
4. 沸石在蒸馏时起什么作用? 加沸石要注意哪些问题?
5. 当加热后有馏液出来时，才发觉直形冷凝管未通水，应如何处理?

实验三 重结晶

（一）目的要求

1. 掌握配制饱和溶液、减压过滤、保温过滤及折叠滤纸的方法。
2. 熟悉重结晶法提纯有机化合物的原理和方法。
3. 了解重结晶的意义。

（二）实验原理

重结晶是提纯固体有机化合物常用的方法之一。

固体有机化合物在任何一种溶剂中的溶解度，均随温度的升高而增加，所以将一个有机物溶解在某一溶剂中，在较高温度时制成饱和溶液，然后使其冷到室温或降至室温以下，即会有一部分结晶析出。利用溶剂与被提纯物质和杂质的溶解度不同，让杂质全部或大部分留在溶液中（或被过滤除去）从而达到提纯的目的。重结晶一般适合纯化杂质含量小于5%的固体有机化合物。杂质含量多，难以结晶，甚至析出含杂质较多的油状物，达不到提纯的目的，需进行多次重结晶才能达到提纯的目的。此时，最好先用其他方法，如萃取、水蒸气蒸馏等进行初步提纯，降低杂质含量，再通过重结晶进行提纯。

（三）仪器和药品

仪器：250ml 烧杯、量筒、150ml 锥形瓶、保温漏斗、短颈玻璃漏斗、布氏漏斗、抽滤瓶、循环水真空泵、表面皿、滤纸等。

药品：粗乙酰苯胺、粗萘、活性炭、70%乙醇。

（四）实验步骤

1. 溶剂的选择与热溶液的制备

被提纯的化合物，在不同溶剂中的溶解度与化合物本身的性质以及溶剂的性质有关，根据“相似相溶”原理，极性化合物易溶于极性溶剂，反之，非极性化合物则易溶于非极性溶剂。借助资料、手册可以了解已知化合物在某种溶剂中的溶解度，但最主要是通过实验方法进行选择。

所选溶剂必须具备的条件：

（1）不与被提纯化合物起化学反应。

（2）温度高时，化合物在溶剂中溶解度大，常温或低温下溶解度很小；而杂质的溶解度应该非常大或非常小（这样可使杂质留在母液中，不随提纯物析出；或使杂质在热滤时滤出）。

（3）溶剂沸点低，易挥发，易与被提纯物质分离除去。

（4）能得到较好的结晶。

（5）价格便宜、毒性小，回收容易，操作安全。

在实验中，受杂质等因素的影响，选择溶剂的具体方法是：取约0.1g的待重结晶的粉末状固体样品，放入一支小试管中，用滴管逐滴滴入溶剂，且不断振摇。若加入约1ml溶剂后，固体已全部溶解或绝大部分溶解，则此溶剂溶解度太大，不宜选用。若基本不溶或大部分未溶，可小心加热混合物至沸腾（必须严防溶剂着火。溶剂沸点在100℃以下的，应在水浴中加热）。如果该物质不溶于1ml沸腾的溶剂中，可在加热情况下，分批加入溶剂，每次加0.5ml，并加至沸腾，若加至4ml（必须是实际留在试管中的4ml），固体仍不溶解，则此溶剂溶解度太小，也不适用。若该物质能溶于1～4ml沸腾的溶剂中，让试管自行冷却，使晶体析出。若结晶不能自行析出，可用玻璃棒磨擦试管壁，或用冰水冷却使结晶析出。若结晶不能析出，此溶剂也不适用。如能析出结晶，还应注意析出结晶的数量及晶形。以上仅是一般方法，实际实验中要同时选择几个溶剂，用同样方法比较产率，选择其中最优者。

有的化合物，在许多溶剂中，不是溶解度太大，就是太小，很难选择一种合适的溶剂。这时，可考虑用混合溶剂。方法是：选用一对能互相溶解的溶剂，样品易溶于其中之一，而难溶或几乎不溶于另一种。常用的混合溶剂有水－乙（甲）醇、水－丙酮、水－

乙酸、乙醚-丙酮、氯仿-醇、吡啶-水、石油醚-丙酮、石油醚-苯等。

在溶解过程中，由于条件掌握不好，被纯化固体有机物有时会成油状物析出，其中包含有杂质和少量溶剂。遇到这种情况，应注意两点：首先，所选用溶剂的沸点应低于溶质的熔点；其次，若不能选择出沸点较低的溶剂，则应在比熔点稍低的温度下进行热溶解。例如：乙酰苯胺熔点为114℃，用水重结晶时，加热至83℃就熔化成油状物。这时，在水层中含有已溶解的乙酰苯胺，而在熔化成油状的乙酰苯胺中含有水。所以对待类似于乙酰苯胺的物质，用水重结晶时，应该遵循以下原则：

(1) 所配制的热溶液再稀释一些（在不会发生与溶剂共熔的浓度范围内），但这会使重结晶的产率降低。

(2) 乙酰苯胺在低于83℃热溶解，过滤后让母液慢慢冷却。

若选用水作为溶剂，可在烧杯或锥形瓶中进行热溶解；而用有机溶剂时，则必须用锥形瓶或圆底烧瓶作为容器，避免直接在火上加热，同时，还需安装回流冷凝管，防止溶剂挥发造成火灾。极少量产品重结晶，可连接一玻璃管代替冷凝管。特别是以乙醚作为溶剂时，需先把水浴加热到一定温度，熄灭加热源后再开始操作。溶解产品时，在保持溶剂沸腾时，逐渐加入溶剂，使溶剂刚好将全部化合物溶解，然后再使其过量约20%，以免热过滤时因温度的降低和溶剂的挥发，结晶在滤纸上析出而造成损失。但溶剂过量太多，又会使结晶析出量太少或根本不能析出，遇此情况，需将过多溶剂蒸出。

如遇较多化合物不溶时，应先将热溶液倾出或过滤，剩余物再加溶剂加热溶解。如仍不溶，过滤，滤液单独放置或冷却，观察是否有结晶析出；如加热后慢慢溶解，说明化合物需要短时间的回流后才能全部溶解。

2. 活性炭脱色

由于有机化学反应复杂，常会产生有颜色的杂质及树脂状物质，会影响纯化效果，甚至妨碍结晶析出，此时需要用活性炭脱色。活性炭脱色效果和溶液的极性、杂质的多少有关，活性炭在水溶液及极性有机溶剂中脱色效果较好，而在非极性溶剂中效果则不显著。活性炭用量一般为被提纯物质干重的1%~5%，不可过多。若用非极性溶剂时，也可在溶液中加适量氧化铝，振荡脱色。加活性炭时，应将上述的热溶液稍为冷却后再加，切不可趁热加入，否则引起暴沸，严重时甚至会有溶液被冲出的危险。然后加热煮沸5~10min，趁热过滤，除去活性炭和不溶性杂质。若一次脱色不彻底，可再用活性炭做脱色处理。

3. 趁热过滤

经脱色处理的溶液，趁热过滤可除去吸附有色杂质的活性炭和不溶性杂质，趁热过滤应尽可能在保温下尽快完成，以免溶液冷却结晶，使产物损失。

为了过滤操作尽快顺利完成，一是尽量采用颈短而粗的玻璃漏斗；二是使用保温漏斗；三是使用菊化形滤纸。滤纸的折叠方法如图2-9所示。

取一张大小合适的圆形滤纸，对折成半圆形。按图2-9（a）把半圆朝同一方向折成四等分，其棱线位置见图2-9（b），再将1、2边与2、6的面重叠对折，将2、3边与2、5的面重叠对折，1、2与2、5对折，2、3与2、6对折则将半圆分成八等分，如图2-9（c）所示。然后，再在这八等分中的每一个小分中间以相反的方向对折成16等分，

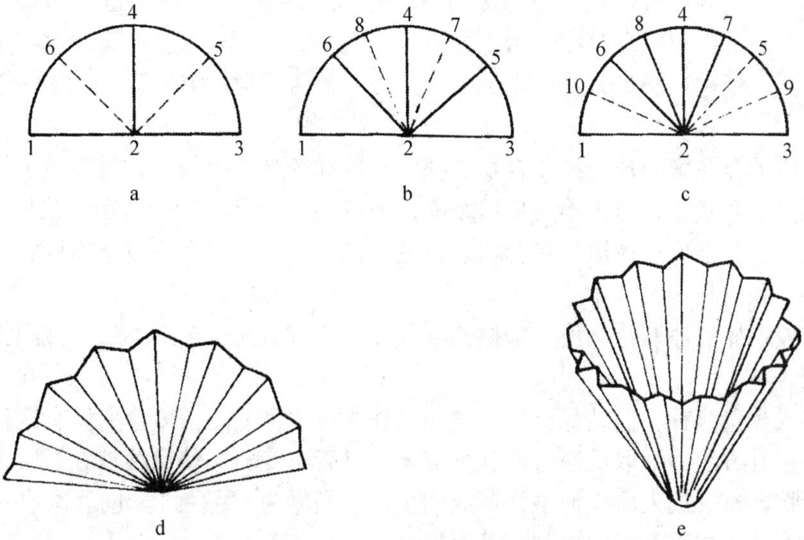

图 2-9 折叠式滤纸的折叠顺序

结果得出如图 2-9（d）所示的折扇形，再在 1、2 和 2、3 的小分处向内折一小折纹，展开后如图 2-9（e）所示。由于折叠反复较多，故圆心处不能用力折压，以免破损。

过滤少量液体用如图 2-10（a）所示的装置，将展开的折叠滤纸翻转，整理好后放入漏斗内，这样可避免手指弄脏的一面接触滤过的滤液。滤纸的边缘应比漏斗边低一些。为了防止趁热过滤时在滤纸上析出结晶，使用前应将短颈漏斗放在烘箱中预热。如过滤的溶液量较多，可用如图 2-10（b）所示的保温漏斗的过滤装置。保温漏斗中的水温视所用的溶剂而定，一般只宜在所用的溶剂沸点附近。温度过高导致溶剂沸腾挥发，结晶析出。趁热过滤时，折叠滤纸应放置在短颈玻璃漏斗中，使滤纸向凸出的棱边紧贴漏斗壁。为了防止趁热过滤时在滤纸上析出结晶，过滤开始前，先用少量热溶剂湿润滤纸。漏斗下用锥形瓶接受，将待过滤的溶液沿玻璃棒小心倒入短颈漏斗中的折叠滤纸内，每次倒入后，漏斗上都应盖上表面皿，且凹面向下，以减少溶剂挥发。全部液体滤毕，可用少量热溶剂洗净烧杯并淋洗残留在滤纸上的少量结晶。如滤纸上析出的结晶太多，应将滤纸和结晶一起重新放回烧杯中，再用适量溶剂加热溶解，再趁热过滤。

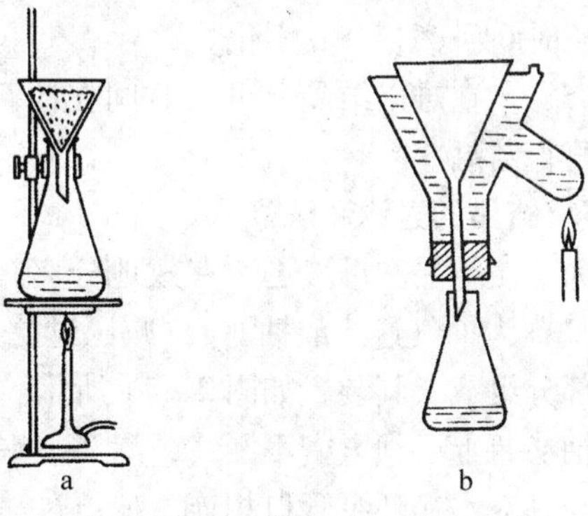

图 2-10 热滤装置

4. 结晶的析出

将趁热过滤收集的滤液静置，在室温下冷却使其慢慢析出结晶。不要将滤液置于冷水中迅速冷却或冷却过程中加以振荡，因为这样形成的结晶较细，表面积大，吸附母液多，且容易夹有杂质，因此必须充分地除去母液。但也不要结晶过大（超过2mm以上），这样往往又会在结晶中包藏有溶液，给干燥带来一定困难，同时也会有杂质夹在其中，而使产品纯度降低。经过严格处理得到较纯的过滤液后，将其溶液静置，慢慢冷却得到纯净晶体。

有时杂质的存在影响被提纯化合物晶核的形成和结晶的生长，常见在被提纯化合物溶液虽已达到过饱和状态，但仍不易析出结晶，而成油状物存在。产品在重结晶纯化前，一般先使其固化。为了促进被提纯化合物较快地结晶出来，往往采取以下措施，以帮助形成晶核，利于结晶生长：

（1）用玻璃棒磨擦瓶壁，由于磨擦使液面粗糙，促使分子在液面定向排列形成结晶，析出或固化。

（2）加入少量晶种，使结晶析出，这一操作称为“种晶”。实验室没有这种晶种，可以自己制备，其方法为：取数滴过饱和溶液于一试管中旋转，使该溶液在试管表面形成一薄膜，然后将此试管放入冷冻剂中，形成的少量结晶作为“晶种”。也可以取一滴过饱和溶液于表面皿上，使溶剂挥发得到“晶种”。

（3）一般地说，将过饱和溶液置于冷冻剂中，用玻璃棒磨擦瓶壁，温度越低，越易结晶。但是过度的冷却，往往也使液体黏度增大，给分子间定向排列造成困难。此时适当加入少量溶剂再冷冻，可得到晶体。

（4）在过饱和溶液中，加入难溶解该物质的少量溶剂后，用玻璃棒磨擦器壁或放入乳钵中长时间研磨，令其固化。

（5）实在难以结晶，可长时间在冰箱中放置，使结晶析出。否则需改换溶剂及其用量，再行结晶。

5. 结晶的过滤和洗涤

为了使结晶和母液迅速有效地分离，在常量法（一般在几克以上）通常采用减压过滤（又称为抽气过滤或抽滤）。减压过滤是由布氏漏斗、抽滤瓶、安全瓶、循环水真空泵等四部分组成，其装置如图2-11所示。具体连接如下：将布氏漏斗配一合适的橡皮塞，塞在抽滤瓶上必须紧密不漏气，漏斗下端斜口要正对抽滤瓶的侧管，抽滤瓶的侧管用厚橡皮管与真空水循环泵管口相连。减压过滤操作如下：在布氏漏斗内放入1~2张滤纸，所用滤纸大小应和布氏漏斗底部恰好合适，然后用水湿润滤纸，打开循环水真空泵将滤纸吸紧，以避免固体在抽滤时从滤纸边沿吸入到抽滤瓶中。将析出结晶的混合物转移到布氏漏斗内，锥形瓶中残留的结晶可用少量滤液冲洗数次一并移至布氏漏斗中，把母液尽量抽尽，必要时可用玻璃塞或镍勺把结晶压紧，以便抽干结晶吸附的母液。抽干母液的晶体要用洗涤液进行洗涤，以除去存在于晶体表面的母液。洗涤液润洗晶体时应少量多次（一般2~3次，每次3~5ml）。注意洗涤液润洗晶体时必须先关掉循环水真空泵，在加入洗涤液后，可用镍勺将结晶轻轻掀起并加以搅动，使全部晶体润湿，然后抽干以增加洗涤效果。用镍勺将晶体移至干净的表面皿上进行干燥。

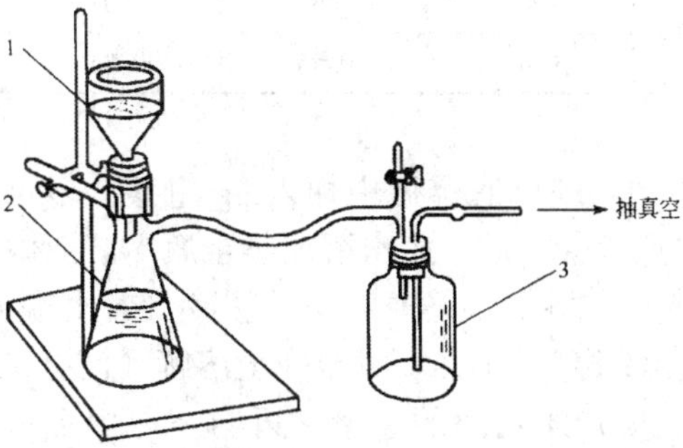

图 2-11　减压过滤装置

6. 结晶的干燥

为了保证产品的纯度，需要把溶剂除去。若产品不吸水，可以在空气中放置，使溶剂自然挥发；不易挥发的溶剂，可根据产品性质（熔点高低、吸水性等）采用红外灯烘干或用真空恒温干燥器干燥（图 2-12），特别是在制备标准样品和分析样品以及产品易吸水时，需将产品放入真空恒温干燥器中进行干燥。

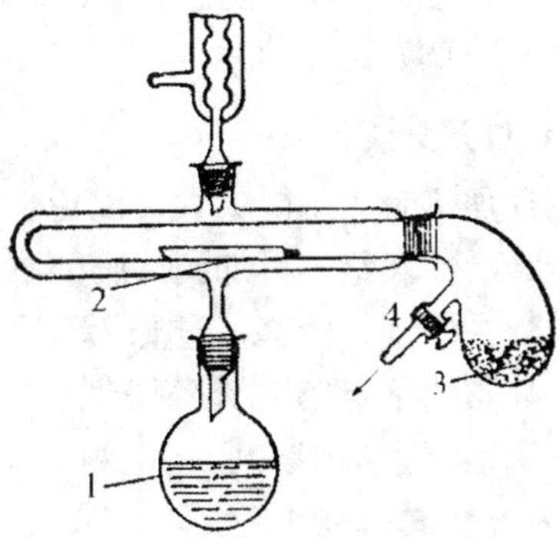

图 2-12　真空恒温干燥器

1. 盛溶剂烧瓶　2. 样品管
3. 装干燥剂瓶　4. 接泵活塞

7. 实验内容

（1）乙酰苯胺的重结晶　称取 5.0g 粗乙酰苯胺放入 250ml 烧杯中，加入 100ml 水，在石棉网上加热至沸，并用玻璃棒不断搅拌，使固体溶解。若仍不完全溶解，可加入少量水，加热直到完全溶解[①]。若加入热水，不溶物并未减少，可能为不溶性杂质，无需再加水。关掉热源，再加约占总体积 15% 左右的凉水，加入少许活性炭[②]，搅拌，继续加热微沸 5～10min。趁热用保温漏斗进行过滤，把上面的热溶液转移至折叠滤纸内，每次倒入的溶液不要太满以防逸出；也不要等溶液全部滤完再加，以免完全蒸发。未过滤部分溶液继续小火加热，以保温。过滤完毕后，用少量热水洗涤烧杯，并倒入漏斗中以洗涤滤纸，所得滤液静置并让其慢慢冷却，待结晶完全后（必要时可用冰水冷却），用布氏漏斗进行减压过滤，以少量母液把残留在锥形瓶中的晶体转移到布氏漏斗中，尽量抽干母液。加 4ml 冷水至布氏漏斗中，使晶体润湿进行洗涤，再抽干。再用 4ml 冷水重复操作一次。把结晶放在一干净的表面皿上干燥，称量并计算回收率，测定熔点。乙酰苯胺的溶点为 114℃。

用水对乙酰苯胺进行重结晶时，往往会出现油珠，这是因为当温度高于 83℃时，未溶于水但已溶化的乙酰苯胺形成另一相所致，这时只要加入少量水或继续加热，这种现象即可消失。乙酰苯胺在水中溶解度数据见表 2-3。

表 2-3 乙酰苯胺在水中溶解度数据

温度（℃）	20	25	50	80	100
溶解度（g/100ml）	0.46	0.56	0.84	3.45	5.5

（2）萘的重结晶　在100ml圆底烧瓶中加入5g粗萘，35ml 70%乙醇③和2~3粒沸石，连接球形冷凝管，接通冷凝水后，用水浴加热至瓶内溶液微沸，并不时振摇④以加速溶解。沸腾片刻若萘未能完全溶解，关掉电源，从冷凝管上端分批加入少量70%乙醇，每次3~5ml。每次加入后都要继续加热，直至完全溶解（注意判断不溶性杂质）。关掉电源及移去水浴，记下所加入70%乙醇的总量，再向烧瓶内加入总量10%~15%的冷的70%乙醇。拆下冷凝管，加入少量活性炭，稍加振摇，再装上冷凝管，重新在水浴上微沸5min。

关掉电源后，按处理乙酰苯胺相同的方法进行趁热过滤，结晶和抽滤，但润湿滤纸均用70%的乙醇，最后洗涤收集的结晶也要用冷70%乙醇。测熔点并与粗萘加以比较。称重，计算回收率。

（五）注释

① 加热时火不能太大，以免水分蒸发过多。

② 活性炭绝不可加到沸腾的溶液中，以免暴沸，导致溶液冲出，造成事故。

③ 在倾到、转移、过滤70%乙醇时均应熄灭附近所有火源，以防着火。

④ 萘的熔点较70%乙醇低，因而加入不足量的70%乙醇加热至沸后，萘会熔融而非溶解，需继续添加溶剂。

（六）思考题

1. 重结晶一般包括哪几个步骤？其目的是什么？
2. 结晶如带有颜色时（产品本身颜色除外）往往需要加活性炭脱色，加入活性炭时应该注意哪些问题？过滤时你会遇到什么样的困难？如何克服？
3. 在布氏漏斗上洗涤晶体时应注意什么？
4. 乙酰苯胺重结晶时出现油状物的原因是什么？如何正确处理它？
5. 趁热过滤时可能发生哪些麻烦？如何避免？
6. 用有机溶剂进行重结晶时，采用什么装置？为什么？

实验四　水蒸气蒸馏

（一）目的要求

1. 掌握水蒸气蒸馏的装置及其操作方法。
2. 认识水蒸气蒸馏的主要仪器。
3. 学习水蒸气蒸馏的原理及其应用。

（二）实验原理

互不混溶的挥发性物质的混合物，其中每一组分（i）在一定温度时的分压（p_i）等于在同一温度下的纯化合物的蒸气压，即 $p_i = p_i^0$，而不取决于混合物中各化合物的摩尔分数，这就是说混合物的每一组分是独立地蒸发的。这一性质与互溶液体的溶液完全相反，而两种互溶的液体的蒸气压服从拉乌尔定律，各自的蒸气压与它们的摩尔分数成正比，因此根据道尔顿（Dalton）分压定律，不互溶的挥发性有机物质在某一温度下的总蒸气压力为：

$$(p_t)_{总} = p_a^0 + p_b^0 + \cdots + p_i^0$$

式中，p_a^0、p_b^0、p_i^0 表示各组分的分压等同于同一温度下纯化合物蒸气压。任何温度下的总蒸气压力，总是大于任一组分的蒸气压，等于各组分的分蒸气压力之和，$(p_t)_{总}$ 随着温度升高而增加，直到其等于外部大气压力时，液体即开始沸腾。显然，不互溶的混合物的沸点要比沸点最低的某个组分单独存在时的沸点低。

而对于水蒸气蒸馏情况来说，

$$(p_t)_{总} = p_{水}^0 + p_s^0$$

也就是说，水蒸气蒸馏时，沸腾的温度要低于水的正常沸点。如水的沸点为100℃，甲苯为110℃，当两者混合在一起进行水蒸气蒸馏时，沸腾温度为84.6℃，在此温度下水的蒸气压为 56.39kPa（424mmHg），甲苯为 44.69kPa（336mmHg），两者之和等于101.08kPa（760mmHg），即当时之大气压。因此，许多不溶于水或微溶于水的有机化合物，无论是固体还是液体，只要在100℃左右具有一定的蒸气压，即有一定的挥发性时，若与水在一起加热就能与水同时蒸馏出来，这就称为水蒸气蒸馏。进行水蒸气蒸馏时，对要分离的有机化合物有以下要求：

（1）不溶或微溶于水，这是满足水蒸气蒸馏的先决条件。

（2）长时间与水共溶不与水反应。

（3）近于100℃时有一定的蒸气压，一般不少于1.33kPa（10mmHg）。

水蒸气蒸馏中冷凝液的组成由所蒸馏的化合物的分子量以及在此蒸馏温度时它们的相应的蒸气压来决定。根据理想气体定律，蒸出的混合蒸气中各组分的分压之比等于它们各组分的物质的量之比，即

$$p_A / p_B = n_A / n_B$$

物质的量 n 等于质量 m 除以摩尔质量 M，将 $n_A = m_a / M_A$ 和 $n_B = m_B / M_B$ 代入上式得

$$m_A / m_B = p_a M_A / p_B M_B$$

上式表明：这两种物质在馏液中的相对质量（就是它们在蒸气中的相对质量）与它们的蒸气压和摩尔质量成正比。例如在95℃时溴苯和水的混合物的蒸气压分别为15.96kPa（120mmHg）和85.12kPa（640mmHg），其蒸出液的组分可以从上述公式中计算得到：

$$m_{溴苯} / m_{水} = 1.64/1$$

尽管溴苯在蒸馏温度时的蒸气压很小，但由于溴苯的分子量远远大于水的分子量，所

以按质量计算在水蒸气馏液中溴苯要比水多。1g 的水能带出 1.64g 溴苯，溴苯在馏液中的组分占62%。因此，水蒸气蒸馏可用来分离较高分子量和较低蒸气压的物质，由于各种有机物或多或少溶于水，导致水的蒸气压降低，故实际蒸出的质量要比理论值略有偏差。水蒸气蒸馏是分离和提纯有机物的常用方法之一，常用于下列几种情况：

（1）在常压蒸馏会发生分解的高沸点有机化合物。

（2）混合物中含有大量树脂状杂质或不挥发性杂质，采用蒸馏、萃取等方法都难于分离。

（3）从较多固体反应物中分离出被吸附的液体。

（三）仪器和药品

仪器：水蒸气发生器、1000ml 圆（平）底烧瓶、安全管、125ml 二颈圆底烧瓶、直形冷凝管、100ml 锥形瓶、T 形管、弹簧（螺旋）夹、蒸馏弯头、接液管、125ml 分液漏斗、10ml 量筒、120°角蒸气导入管。

药品：冬青油。

（四）实验步骤

1. 水蒸气蒸馏装置

水蒸气蒸馏的装置一般由蒸气发生器和蒸馏装置两部分组成，见图 2－13。

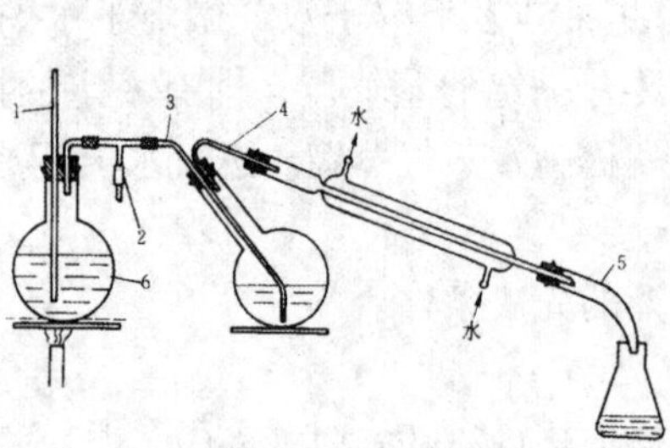

图 2－13 水蒸气蒸馏装置

1. 安全管；2. 螺旋夹；3. 水蒸气导入管；
4. 水蒸气蒸馏馏出液导出管；5. 接液管；6. 水蒸气发生器

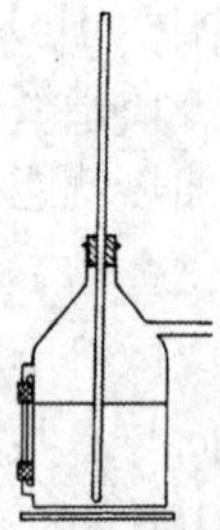

图 2－14 金属制的水蒸气发生器

水蒸气发生器一般用金属（不锈钢）制成（图 2－14），也可用短颈（长颈）圆底烧瓶代替。例如，1000ml 短颈（长颈）圆（平）底烧瓶作为水蒸气发生器，瓶口配一双孔软木塞，一孔插入长 60～70cm，直径约 5mm 的玻璃管作为安全管，另一孔插入内径约 8mm 的水蒸气导出管。导出管与一个 T 形管相连，T 形管的支管套上一短的胶管，胶管上用弹簧夹夹住，T 形管的另一端与蒸馏部分的水蒸气导入管连接[①]。T 形管的作用是可随时排出在此冷凝下来的积水，并可于系统内压力骤增或蒸馏结束时释放蒸气，调节内压。

蒸馏部分通常采用二颈圆底烧瓶，被蒸馏的液体不能超过其容积的 1/3。二颈烧瓶斜放与桌面成 45°，这样可以避免由于蒸馏时液体跳动十分剧烈而引起液体从导出管冲出，以至沾污馏出液。

120°角蒸气导入管用胶管与 T 形管的一端相连，固定在二颈圆底烧瓶的中央管口，其末端应弯成 135°，使它正对烧瓶底中央[②]，距离底约 8～10mm，圆底烧瓶的侧管口连接蒸馏弯头，其末端连接一直形冷凝管，依次再连接接液管和锥形瓶。混合蒸气通过蒸馏弯头进入冷凝管中被冷凝，并从接液管流入锥形瓶。由于水蒸气的冷凝热较大，故冷凝水的流速可稍大些[③]。

在蒸馏过程中，通过水蒸气发生器安全管中水面的高低，可以观察到整个水蒸气蒸馏系统是否畅通，若水位上升很高，则说明系统中有某一部分阻塞了，这时应打开弹簧夹，移去热源，拆下装置进行检查（一般是水蒸气导入管下端被树脂状物质或焦油状物质堵塞）和处理。否则，就有可能发生危险。

2. 实验内容

（1）安装仪器　按装置图装配好仪器，装配顺序应遵循从下而上、从左至右（或从右至左）的原则。在水蒸气发生器中，加入约占容积2/3的水，并加入几粒沸石，

（2）加料　在二颈圆底烧瓶中加入5ml冬青油和5ml水作为待蒸馏的液体。

（3）加热　先打开T形管处的弹簧夹，加热水蒸气发生器至水沸腾，当有大量蒸气产生，从T形管支管冲出时，立即夹紧弹簧夹，水蒸气进入蒸馏部分，开始蒸馏。

（4）蒸馏　如由于水蒸气的冷凝而使二颈烧瓶内液体量增加，以至超过烧瓶容积的2/3时，或者蒸馏速度不快时，可在二颈烧瓶下放置一石棉网，小火加热。但要注意不能使烧瓶内产生崩跳现象。蒸馏速度控制在2～3滴/s为宜。

（5）结束蒸馏　在蒸馏过程中，当馏出液无明显油珠，溶液由混浊变澄清，此时不要结束蒸馏，要多蒸出10～20ml的透明馏出液方可停止蒸馏。蒸馏结束时，一定要先打开T形管上的弹簧夹，使体系通大气，然后停止加热，关闭冷凝水，拆下锥形瓶后，再按顺序拆除各部分装置。

（6）分离　将馏出液转移至分液漏斗中，静置，待完全分层后，进行分离。记录回收的冬青油的体积[④]，并回收到指定的容器中。

（五）注释

① 在蒸馏需要中断时或蒸馏完毕后，一定要先打开弹簧夹，通大气，方可停止加热，否则，蒸馏部分的液体会倒吸到水蒸气发生器中。

② 水蒸气导入管要小心插至接近圆底蒸馏烧瓶底部，这样才能使水蒸气与待测蒸馏液体充分接触；同时要注意导入管不能触碰烧瓶瓶壁，以免堵塞水蒸气的导入。

③ 如果随水蒸气馏出的物质具有较高的熔点，在冷凝后易析出固体，则应调小冷凝水的流速，使馏出物冷凝后仍保持液态。假如已有固体析出，并要阻塞冷凝管时，可暂时终止冷凝水的流通，甚至暂时放去夹套内的冷却水，以使凝固的物质熔融后随水流入锥形瓶中。务必注意当冷凝管夹套重新通入冷却水时，要缓慢进行以免骤冷使冷凝管破裂。

④ 馏出液也可用10ml乙醚分两次进行萃取，将萃取液合并交实验室统一进行蒸馏，蒸馏出溶剂乙醚，得到纯的冬青油。

（六）思考题

1. 在水蒸气蒸馏过程中，若安全管中水位上升很高，说明什么问题？如何处理才能解决？

2. 水蒸气蒸馏适合于哪些混合物的分离？

3．进行水蒸气蒸馏时水蒸气导入管为什么要插到接近烧瓶的底部？

4．为什么一般进行水蒸气蒸馏时，蒸出液由混浊变澄清后再多蒸出 10～20ml 的透明馏出液？如果不这样做有什么影响？

实验五 减压蒸馏

（一）目的要求

1．掌握减压蒸馏装置的安装和操作技术。

2．了解减压蒸馏的原理和意义。

（二）实验原理

液体的沸点是指它的蒸气压等于外界大气压时的温度。所以液体沸腾的温度是随外界压力的降低而降低的。因而如用真空泵连接盛有液体的容器，使液体表面上的压力降低，即可降低液体的沸点。这种在较低压力下进行蒸馏的操作称为减压蒸馏。减压蒸馏是分离和提纯液体有机物的一种重要方法，它特别适合用于那些在常压蒸馏时未达沸点即已受热分解、氧化或聚合的物质。

给定压力下的沸点可以近似地从下列公式中求出：

$$\lg p = \frac{A + B}{T}$$

式中，p 为蒸气压，T 为沸点（热力学温度），A、B 为常数，如果以 $\lg p$ 为纵坐标、$1/T$ 为横坐标作图（见图 2－15），可以近似地得到一直线。因此可从两组已知的压力和

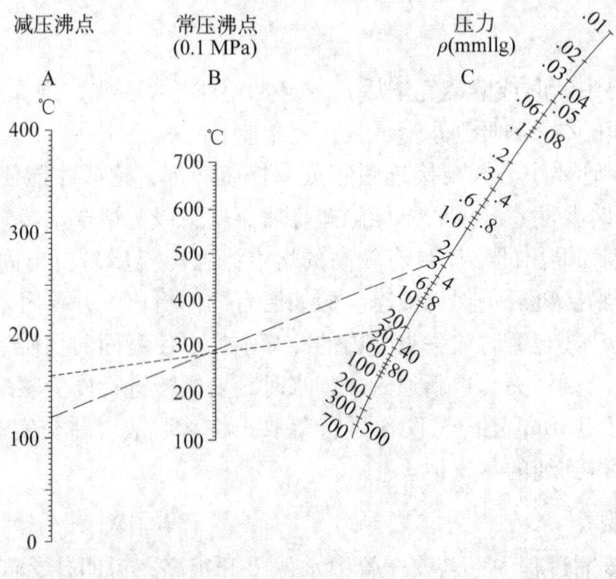

图 2－15 液体在常压下的沸点与减压下的沸点的近似关系图

压力的单位：1mmHg＝0.133kPa

温度算出 A 和 B 的数值。再将所选择的压力代入上式算出液体的沸点。但实际上许多物质沸点的变化不能完全如此，这是由物质的物理性质（主要是分子在液体中缔合程度）所决定的。因此在实际减压蒸馏中，可以图 2 – 16 的经验关系图来估计一个化合物的沸点和压力的关系，即从某一已知常压下的沸点推算出某一压力下的沸点，对于具体操作和选择合适的温度计、热浴、真空度范围以及控制收集馏液都有一定参考意义。

例如已知某一个液体化合物在常压下沸点为 290℃时，实验中循环水泵减压下蒸馏体系压力为 2.67kPa（20mmHg），该压力下，这一液体化合物的沸点是多少呢？可以在图 2 –15 中由尺子连接 C 上的 2.67kPa（20mmHg）与 B 上的 290℃ 两点，延伸至 A 上的 160℃，便是该液体化合物在 2.67kPa 下的沸点（约为 160℃），表示为 160℃/2.67kPa。同理，当已知某一液体化合物文献沸点为 120℃/0.266kPa（2mmHg），也可用图 2 – 16 估计出其常压下的沸点约为 295℃。从中可以总结出如下经验规律：①当压力降低到 2.67kPa（20mmHg）时，大多数有机化合物的沸点比常压 0.1MPa（760mmHg）的沸点低 100 ~ 120℃；②当减压蒸馏在 1.33 ~ 3.33kPa（10 ~ 25mmHg）之间进行时，大致上压力每相差 0.133kPa（1mmHg），沸点约相差 1℃。对于具体某个化合物减压到一定压力后，其沸点是多少可以查阅有关资料，但更重要的是通过实验来确定。

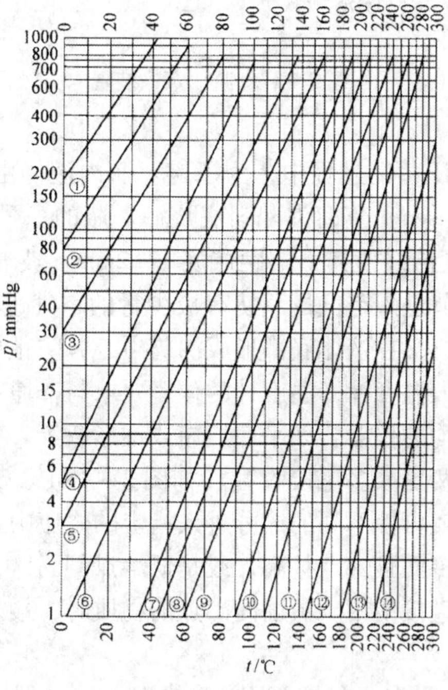

图 2 – 16 某些有机物的压力对温度关系

（三）仪器和药品

仪器：圆底烧瓶、克氏蒸馏头、螺旋夹、温度计、直形冷凝管、安全瓶、水泵（油泵）、压力计、接受瓶、量筒等。

药品：乙酰乙酸乙酯（b. p. 180℃/760mmHg）、呋喃甲醛（b. p. 161.8℃/760mmHg）等。

(四)实验步骤

1. 减压蒸馏装置

常用的减压蒸馏系统是由蒸馏、抽气(减压)、安全系统和测压四部分组成,如图2-17。整套仪器均用圆形厚壁仪器,装配必须紧密,所有接头需润滑并密封,防止漏气。

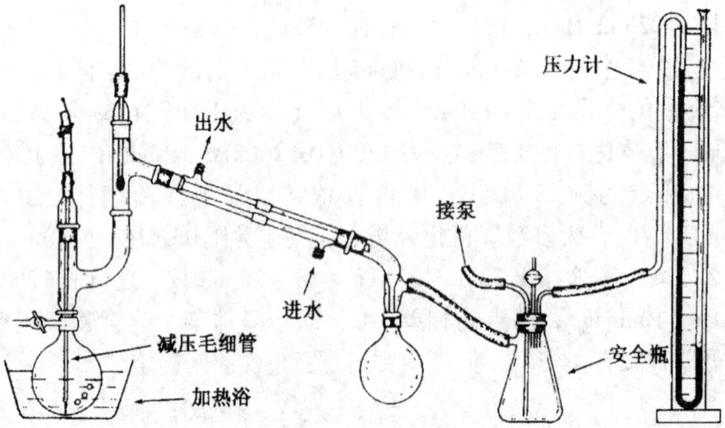

图2-17 减压蒸馏装置

(1)蒸馏部分 在减压蒸馏过程中,为了避免瓶内液体由于沸腾而冲入冷凝管,在磨口仪器中使用克氏(Claisen)蒸馏头配圆底烧瓶。瓶的一颈中插入一根末端拉成毛细管的厚壁玻璃管①,其长度恰好使其下端距瓶底1~2mm。玻璃管上端连有一段带螺旋夹的橡皮管,螺旋夹用以调节进入空气量,使有极少量的空气进入液体,呈微小气泡冒出,既方便调节系统的真空度,又在液体底部形成沸腾中心,防止暴沸,使蒸馏平稳进行。在克氏蒸馏头的另一颈中插入温度计,温度计的位置要求与普通蒸馏相同。接受器可采用圆底烧瓶,禁止使用受力不均的仪器,如平底烧瓶或锥形瓶等。蒸馏时若要收集不同的馏分而又不中断蒸馏,则可用两尾或多尾接收管(如图2-18),多尾接收管与圆底烧瓶连接起来,转动多尾接收管,就可使不同的馏分进入指定的烧瓶中。

如果蒸馏的液体量不多而且沸点甚高,或是低熔点的固体,可不用冷凝管,而将克氏蒸馏头的支管通过接收管直接使用。蒸馏高沸点的物质时,最好用石棉绳或石棉布包裹蒸馏瓶的两颈,以减少散热。

根据蒸馏液体的沸点不同,可选择不同的热浴方式(但不能用明火加热)。选择水浴、油浴等,要求受热均匀,尽量避免局部受热。控制热浴温度要比液体的沸点高20~30℃。

(2)减压部分 实验室常用水泵(水循环泵)或油泵对体系抽真空来进行减压。

①水泵:它是玻璃或金属制成的(图2-19)。其抽真空效率与其构造、水压及温度有关。从理论上来说,水泵所能达到的最低压力为当时室温下的水蒸气压。例如在水温为6~8℃时,水蒸气压为0.93~1.07kPa;在夏天,若水温为30℃,则水蒸气压为4.2kPa

左右。这样的真空度能满足一般的减压蒸馏。用真空水循环泵代替水泵，更加方便、实用和节水。

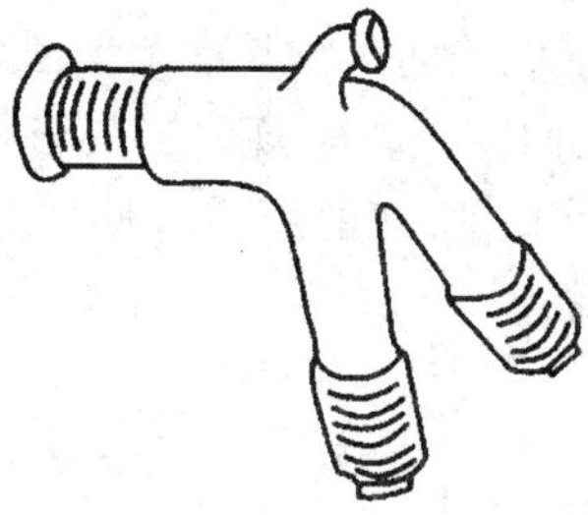

图 2－18　多颈尾接管

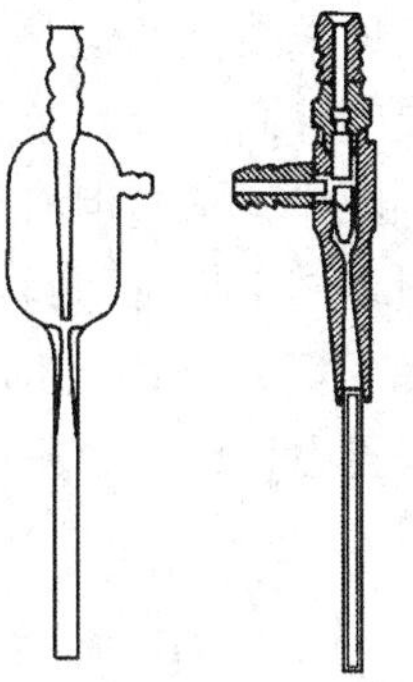

图 2－19　水泵

②油泵：使用油泵可达到比水泵高的真空度。其抽真空效率与其机械构造及真空油的好坏（油的蒸气压必须很低）有关。好的油泵能抽至真空度为 0.133kPa（0.1mmHg），一般的油泵使用时，系统的压力常控制在 0.67～1.33kPa（5～10mmHg）之间，因为在沸腾液体表面上再获得 0.67kPa 以下的压力比较困难。这是由于蒸气从瓶内的蒸发面逸出而经过瓶颈和支管（内径为 4～5mm）时，需要有 0.13～1.07kPa 的压力差，如果要获得较低的压力，可选用短颈和支管粗的克氏蒸馏瓶。

（3）测压和保护部分　当用油泵进行减压蒸馏时，为了防止易挥发的有机溶剂、酸性物质和水气进入油泵，必须在馏液接受器与油泵之间顺次安装冷却阱和几种吸收塔，以免污染油泵用油，腐蚀机件致使真空度降低。冷却阱的构造如图 2－20 所示，将它置于盛有冷却剂的广口保温瓶中，冷却剂的选择随需要而定，例如可用冰－水、冰－盐、干冰－丙酮等。后者能使温度降至－78℃。吸收塔（又称干燥塔）通常设两个，前一个装无水氯化钙（或硅胶），后一个装粒状氢氧化钠。有时为了吸除烃类气体，可再加一个装石蜡片的吸收塔。

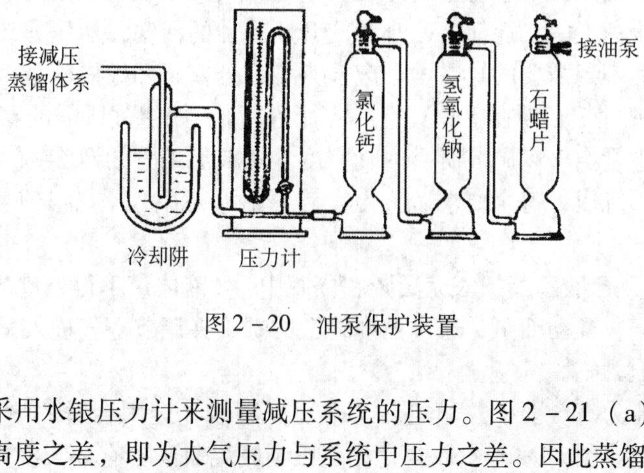

图 2－20　油泵保护装置

实验室通常采用水银压力计来测量减压系统的压力。图 2－21（a）为开口式水银压力计，两臂汞柱高度之差，即为大气压力与系统中压力之差。因此蒸馏系统内的实际压力

（真空度）应是大气压力减去这一压力差。图 2-21（b）为封闭式水银压力计，两臂液面高度之差即为蒸馏系统中的真空度。测定压力时，可将管后木座上的滑动标尺的零点调整到右臂的汞柱顶端线上，这时左臂的汞柱顶端线所指示的刻度即为系统的真空度。开口式水银压力计准确性高、容易装汞，但操作不当，汞容易冲出，安全性差。封闭式水银压力计读数方便，操作安全，但有时会因空气等杂质混入而影响其准确性，需要用开口式水银计来校正。图 2-21（c）为转动式真空规，又称麦氏真空规（Mcleod vacuum gauge），当体系内压力降至 0.133kPa（1mmHg）以下时使用。所有的压力计使用时都应避免水或其他污染物进入压力计内，否则将严重影响其准确度。

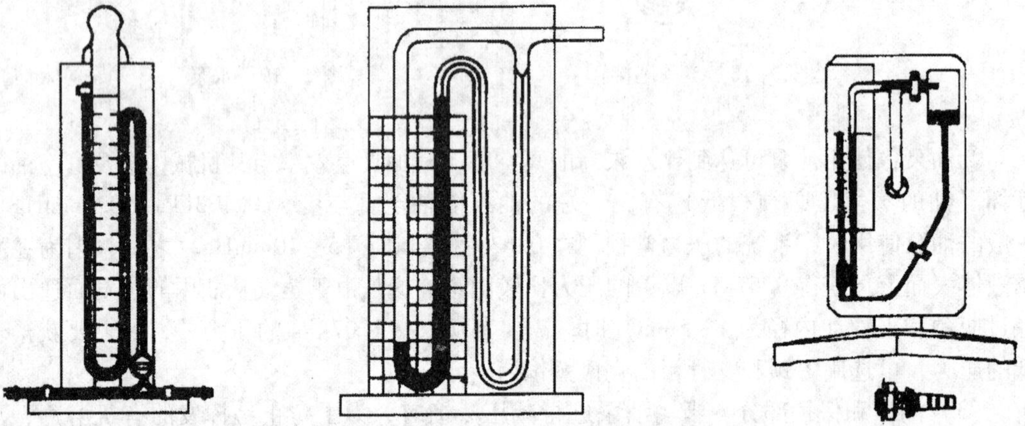

(a) (b) (c)

图 2-21 压力计

2. 实验内容

（1）按照减压蒸馏装置中的要求装置好仪器。

（2）检查整个减压系统，装配是否合理，系统是否漏气。检查方法：先关闭水银压力计活塞，旋紧克氏蒸馏瓶上毛细管上的螺旋夹，打开安全瓶上的二通活塞，然后打开油泵抽气。逐渐关闭安全瓶上的二通活塞，小心旋开压力计的活塞，从压力计上观察系统所能达到的真空度。若达不到需要的真空度，应检查各部分塞子和橡皮管是否紧密，必要时可用熔融的固体石蜡密封（必须在解除真空后才能进行）。如超过所需的真空度，可小心旋转二通活塞，引进少量空气以调节所需的真空度。调节毛细管的螺旋夹，使液体中有平稳的小气泡。当确认系统压力符合要求后，慢慢旋开活塞，放入空气，直到内外压力平衡，再关闭油泵。

（3）将 20ml 乙酰乙酸乙酯加入克氏圆底烧瓶中[②]（液体量不得超过烧瓶容积的 1/2）。关闭安全瓶上的活塞，开动油泵，通过毛细管上的螺旋夹调节空气进入量，使烧瓶内液体能冒出一连串小气泡为宜。

（4）当系统内压力符合要求并稳定后，开通冷凝水，选用合适的热浴加热蒸馏（一般浴温要高出蒸馏温度约 20～30℃，并且让克氏圆底烧瓶至少有 2/3 浸入浴液中）。液体沸腾后，调节热源，控制馏出速度为 1～2 滴/s。记录第一滴馏出液滴入接受器及蒸馏结束时的温度和压力。

（5）在整个蒸馏过程中，都要密切注意蒸馏情况，温度计和压力的读数。如有不符，则应调节。纯物质一般沸点范围不超过 1～2℃。当要达到乙酰乙酸乙酯蒸馏的温度时，则需调换接受器，继续蒸馏到结束。

（6）蒸馏完毕，先撤去热源，慢慢松开毛细管上部的螺旋夹，再逐渐旋开安全瓶上的二通活塞，使压力计的汞柱缓慢恢复原状（注意若活塞开得太快，汞柱迅速上升，有时会冲出压力计），待系统内外压力平衡后，关闭油泵，停止通水，冷却后拆卸仪器。

3. 减压蒸馏注意事项

（1）在减压蒸馏系统中，切勿使用有裂缝的或薄壁的玻璃仪器，如不耐压的平底烧瓶等。因为进行减压时，装置外部面积受到的压力比较高，不耐压的部分可引起内向爆炸。同样，所用到的橡皮管也必须是耐压的，不能一抽气就扁。

（2）减压蒸馏最重要的是系统不漏气，压力稳定，平稳沸腾。为了防止暴沸，保持稳定沸腾，常用的方法是拉制一根细而柔软的毛细管尽量伸到蒸馏烧瓶底部。空气的细流经过毛细管引入瓶底，作为气化的中心。而在减压蒸馏中加入沸石一般对防止暴沸是无效的。蒸馏时，为了控制毛细管的进气量，可在露于瓶外的毛细玻璃管上套一段橡皮管，并夹一螺旋夹，最好在橡皮管中插入一段细铁丝，以免因螺旋夹夹紧后不通气，或夹不紧进致气量过大。有些化合物遇空气很易氧化，在减压时，可由毛细管通入氮气或二氧化碳气体避免其氧化。

（3）在减压蒸馏过程中，要先抽气，待达到真空度后，再进行加热，否则物料易冲出。

（4）馏出液接受部分通常用尾管连接两个圆底烧瓶。在安装圆底烧瓶前需先称每个瓶的质量，并做记录以便计算产量。

（5）停止或中断蒸馏时，一定要在蒸馏系统内外压力平衡后，再关闭油泵，否则系统中压力低，油泵中的油有时会倒吸入吸收塔中来。

（五）注释

① 检查毛细管是否合适，可用小试管盛少许丙酮，将毛细管插入其中，吹入空气，若毛细管口产生一连串细小的气泡即为合适。

② 加料时应用长颈玻璃漏斗，以免磨口沾上液体引起漏气。

（六）思考题

1. 什么性质的液体有机物需要减压蒸馏进行分离和提纯？
2. 在减压蒸馏的操作中，必须先抽真空后加热，原因何在？
3. 使用油泵减压时，需要哪些吸收和保护装置？这些装置有什么作用？
4. 当减压蒸馏完所要的化合物后，应如何停止减压蒸馏？这是为什么？

实验六 分馏

(一) 目的要求

1. 掌握分馏的装置和操作技术。
2. 了解分馏的原理、意义及适用范围。

(二) 实验原理

利用常压蒸馏可以分离两种或两种以上沸点相差较大的液体混合物。而对于沸点相差较小的或沸点接近的液体混合物，用常压蒸馏的方法则难以达到分离提纯的目的，此时可采用分馏。

如将两种液体混合物进行蒸馏时，在沸点温度，其气相与液相达到平衡，蒸气中会含有较多的低沸点组分。将此蒸气冷凝成液体，比原液体混合物中含有较多的低沸点组分，而残留液中却含有较多的高沸点组分。这就是进行了一次简单的蒸馏。如将蒸气冷凝成的液体重新进行蒸馏，即又进行了一次气－液相的平衡，再度产生的蒸气中所含的低沸点组分当然就更高了。这样利用一连串的有系统的重复蒸馏，最后能得到接近纯组分的两种液体。但这样做法显然浪费时间，又在多次蒸馏中液体量损失也很大，很不经济。在实验室中借助于分馏柱就可以把这种重复蒸馏的操作在柱内完成。

分馏柱的分馏作用原理：当沸腾着的混合液的蒸气进入分馏柱时，由于柱外空气的冷却，蒸气中高沸点的组分在柱内被冷凝为液体，回流入圆底烧瓶中，使上升的蒸气中低沸点组分的相对含量增大，当冷凝液回流途中遇到上升的蒸气时，二者进行热交换，上升蒸气中高沸点组分又被冷凝，使低沸点组分受热再次气化，其在蒸气中的相对含量又增大。如此在分馏柱内反复进行气化、冷凝、回流等程序，当分馏柱的效率相当高且操作正确时，则在分馏柱上部逸出的蒸气就接近于纯的低沸点的组分，而向下回流入烧瓶的液体，则接近于高沸点组分。

为提高分馏效率，在分馏柱内装入具有较大表面积的填料，填料之间应保留一定的空隙，要遵守适当紧密且均匀的原则，这样就可以增加回流液体与上升蒸气的接触机会，有利于热量交换和传递。

分馏柱的分馏效率与柱的高度、填料的类型及分馏柱的绝热性等有关。分馏柱越高，蒸气与回流液体接触的机会也愈多，分馏效率就愈高，但不宜过高，以免分馏速度慢，收集液量少，所以要选择适当。填料有玻璃和金属两种类型。玻璃填料有玻璃珠和短段玻璃（长约20mm），其优点是不会与有机化合物起反应，缺点是分馏效率较低。金属填料有不锈钢棉和金属丝绕成固定形状等，其优点是分馏效率高，缺点是能与卤代烷类的化合物起反应。

分馏柱的种类很多，一般实验室常用的分馏柱见图2－22。当分馏少量液体时，经常使用韦氏（Vigreux）分馏柱，又称刺形分馏柱。它是一根分馏管，中间一段每隔一定的距离向内伸入三根向下倾斜的刺状物，在柱中相交，每堆刺状物间排列成螺旋状，增大了与柱外空气接触的表面积，有利于混合液的蒸气在这里进行热交换。其优点是较简单，而且较填料柱黏附的液体少，缺点是较同等长度的填料柱相比分馏效率低。

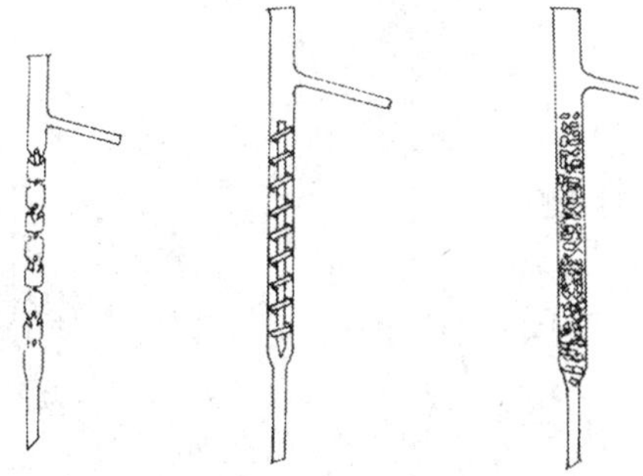

a b c

图 2－22 几种常用分馏柱

在分馏过程中，柱内保持一定的温度梯度对分馏来说是极为重要的。在理想情况下，柱底部的温度与烧瓶内液体的沸腾温度接近，在柱内自下而上温度不断降低直至柱顶达到易挥发组分的沸点。在大多数分馏中，柱内温度梯度的保持是通过适当调节蒸馏速率建立起来的。若加热太猛，蒸出速度太快，整个柱体自上而下几乎没有温差，这样就达不到分馏的目的。另一方面，如果加热太猛而柱顶移去蒸气太慢，柱体将被流下来的冷凝液所液阻，发生液泛。因此要避免上述情况的出现，可以通过控制加热和回流比来实现。回流比是指在同一时间内由柱顶冷凝返回分馏柱的液体量与馏出液体量之比，因此选择合适的回流比，可以提高混合物的分离效率。

（三）仪器和药品

仪器：100ml 圆底烧瓶、刺形分馏柱、150℃温度计、直形冷凝管、接液管、锥形瓶等。

药品：丙酮∶乙醇＝1∶1（体积比）、丙酮∶1，2-二氯乙烷＝6∶4（体积比）等。

（四）实验步骤

1. 分馏装置

实验室中简单的分馏装置包括热源、圆底烧瓶、刺形分馏柱、直形冷凝管和接受器五个部分。按图 2－23 自下而上地进行装置。先夹住圆底蒸馏烧瓶，再装上刺形分馏柱，调节夹子使刺形分馏柱垂直，装上直形冷凝管并在指定的位置夹好铁夹，铁夹一般不要夹得太紧。再依次连接接液管和锥形瓶。如在蒸馏过程中接受较多蒸出液时，最好在锥形瓶底垫上石棉网，可根据实际情况采取不同的办法。在刺形分馏柱顶端插上一温度计，温度计水银球上缘恰与分馏柱支管接口下缘相平。在装置中所有玻璃仪器都要干燥、干净。

2. 实验内容

（1）在 100ml 圆底烧瓶中，加入 40ml 体积比为 6∶4 的丙酮∶1，2-二氯乙烷的混合液，加入几粒沸石，按图 2－23 安装好分馏装置①。

（2）选择用水浴加热，约 5～10min 后，开始沸腾，蒸气慢慢升入分馏柱中，保持分

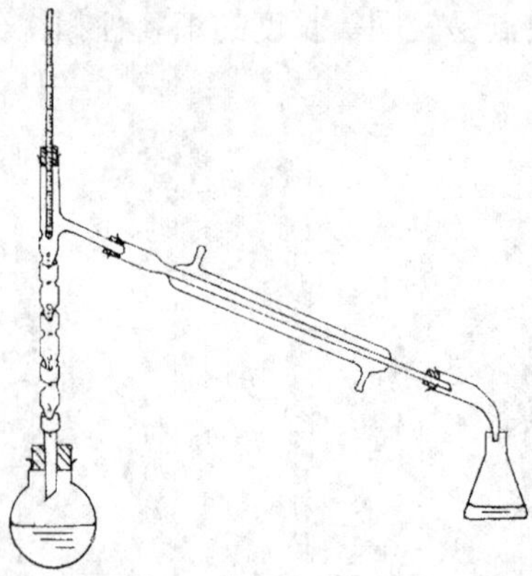

图 2－23　简单分馏装置图

馏柱中有一个均匀的温度梯度，一般蒸气到达柱顶约需 15～20min，当冷凝管中有蒸馏液流出时，严格控制加热温度，使蒸出液体的速率控制在 1 滴/2～3s，这样可使分馏效果经比较好。

(3) 柱顶温度恒定后，收集馏液，记录温度计所示的温度[③]。

(4) 当柱顶温度有大幅度下降时，表明混合液中低沸点组分已蒸完。用量筒量出馏出液的体积。

(5) 若要蒸出第二个组分，则需继续加热，柱顶温度迅速上升至恒定时，换一个锥形瓶，收集第二个组分的馏液，记录沸点。

(6) 分馏完毕后，先移去热源，关闭冷凝水管，稍冷却后再拆卸装置，洗净，烘干。

（五）注释

① 分馏柱与圆底烧瓶的磨口应涂少量的凡士林，便于分馏装置拆卸。

② 为防止蒸气在柱内很快冷凝而迟迟不能到达柱顶，可在柱外缠上石棉绳或其他保温材料保温。

③ 由于温度计有偏差，馏出液的沸点与理论值可能不一致。

（六）思考题

1. 分馏和蒸馏在原理及装置上有哪些异同？要获得较好的分馏效果，应注意些什么？

2. 若加热太快，蒸出液每秒钟的滴数超过一般要求量，用分馏方法分离两种液体混合物的能力会显著下降，这是为什么？

3. 在分馏装置中刺形分馏柱为什么尽可能垂直？

实验七　萃取与洗涤

（一）目的要求

1. 掌握萃取与洗涤的的基本操作方法。

2. 了解萃取与洗涤的原理及其应用。

（二）实验原理

萃取与洗涤是从固体或液体混合物中分离和提纯所需有机化合物的一种操作。广泛用于有机产品的纯化及分离，如天然产物中各种生物碱、脂肪、蛋白质、芳香油和中草药的有效成分等都可用萃取的方法从动植物中获得。也可以用于除去产物中的少量杂质。通常称前者为“萃取”或“提取”、“抽取”，后者为“洗涤”。洗涤也是一种萃取，只是目的不同。根据被萃取物质的形态不同，萃取可分为从溶液中萃取（液－液萃取）和从固体中萃取（固－液萃取）两种萃取方法。

萃取是利用有机化合物在两种不互溶（或微溶）的溶剂中的溶解度或分配比不同而得到分离。在一定温度、压力下，一种物质在互不相溶的两种溶剂 A、B 之间进行分配，根据分配定律，当达到平衡时，溶质在两液相 A 和 B 的浓度为 c_A 和 c_B，其比值为：

$$K=c_A/c_B$$

式中，K 是一常数，称为“分配系数”，可以被近似地认为是有机物在两种溶剂中的溶解度之比。由于有机物在有机溶剂中溶解度比在水中的大，因而可以用有机溶剂将有机物从水中萃取出来。

用一定量的溶剂一次或分几次进行萃取，并比较其萃取效率。可利用下列计算来说明这个问题。设在 V（ml）的溶剂 A 中溶解 W_0（g）的溶质，每次用 S（ml）的溶剂 B 萃取。如果萃取一次后剩留在溶剂 A 中的溶质的量为 W_1（g），则

$$K=c_A/c_B=(W_1/V)/[(W_0-W_1/S)]$$

即
$$W_1=W_0[KV/(KV+S)]$$

又设 W_2（g）为萃取两次后在溶剂 A 中的溶质的量，则

$$K=(W_2/V)/[(W_1-W_2)/S]$$

即
$$W_2=W_1[KV/(KV+S)]=W_0[KV/(KV+S)]^2$$

依次类推，在萃取 n 次后，其剩留在溶剂 A 中的溶质的量为：

$$W_n=W_0[KV/(KV+S)]^n$$

由于 $KV/(KV+S)<1$，所以萃取次数 n 越大，剩留在溶剂 A 中的溶质的量就越小。也就是说把溶剂分成几次萃取，比用全部量的萃取剂一次萃取效果好得多。这就是常说的“少量多次，萃取效率高”。当溶剂总量保持不变时，萃取次数 n 增加，S 就要减小，$n>5$ 时，n 和 S 这两个因素的影响就几乎相互抵消了，再增加 n，W_n/W_{n+1} 的变化很小，因此通常萃取次数不超过 5 次，一般萃取 3 次就够了。

另一类萃取剂的萃取原理是利用它能与被萃取物质起化学反应。这种萃取常用于从化合物中移去少量杂质或分离混合物，这类萃取剂，一般用 5% 氢氧化钠、5% 或 10% 的碳酸钠、碳酸氢钠溶液、稀盐酸、稀硫酸等。碱性类萃取可以从有机相中移去有机酸，或从有机溶剂（其中溶有有机物）中除去酸性杂质（形成钠盐溶于水中）；反之，酸性萃取剂可从混合物中萃取碱性物质（杂质）等。

（三）仪器和药品

仪器：125ml 分液漏斗、20ml 量筒、烧杯、锥形瓶、点滴板等。

药品：5%苯酚水溶液、乙酸乙酯、1%三氯化铁、凡士林等。

（四）实验步骤

1. 溶液中物质的萃取

在有机化学实验中用得最多的是水溶液中物质的萃取，最常用的萃取仪器是分液漏斗。

（1）萃取剂的选择　一般来说好的萃取剂是萃取成功的关键因素，它应具备以下条件：

① 萃取剂在水中溶解度很小或几乎不溶，被萃取物在萃取剂中要比在水中溶解度大，对杂质溶解度要小。

② 萃取剂与水和被萃取物都不发生反应。

③ 萃取后萃取剂应易于用常压蒸馏回收。

④ 萃取剂价格便宜，操作方便，毒性小，沸点不宜过高，化学稳定性好，密度适当。

一般来讲，难溶于水的物质用石油醚萃取；较易溶于水的物质，用乙醚或苯萃取；易溶于水的物质则用乙酸乙酯萃取效果较好。

实验室中常用的萃取剂有乙醚、苯、四氯化碳、石油醚、氯仿、正丁醇、乙酸乙酯等。其中乙醚效果较好，使用乙醚最大缺点是容易着火。

（2）操作方法　萃取（或洗涤）的主要仪器是分液漏斗，分液漏斗的使用是有机实验中的基本操作之一。

操作时应选择容积比被除萃取溶液的体积和萃取剂的体积的总和大 1 倍左右的分液漏斗。将分液漏斗洗净后，取出活塞，用吸水纸吸干活塞和磨口部分，在活塞的粗端和细端各涂上一层薄薄的凡士林，然后将活塞小心插入并旋转数圈，使凡士林均匀分布。关闭活塞，在分液漏斗中盛少量水，检查有无漏水，再打开活塞，观察水是否能畅通流下。然后盖上顶塞（此塞不能涂凡士林），用手指抵住顶塞，倒置漏斗，检查顶塞处有无漏水。在确认不漏水后，将其固定在铁架台的铁圈上。

关闭好分液漏斗的活塞，从其上口处加入待萃取溶液和萃取剂，塞紧顶塞，取下分液漏斗，右手抵住顶塞并握住漏斗口颈，左手握在漏斗活塞处，用拇指和示指压紧活塞，中指和环指分叉在漏斗两侧。把漏斗放平进行振荡[①]，见图 2－24，使两层液体充分接触。然后，把漏斗上口向下倾斜，下部支管指向斜上方，左手仍握在活塞支管处，示指和拇指开动活塞进行放气（注意漏斗下口不要对准其他实验者）。如果漏斗中盛有挥发性的溶剂或用碳酸钠中和酸时，更应注意排放气体。反复振荡几次后，将分液漏斗放在铁圈上静置分层。

当静置至两层液体界面清晰后，便可进行分液操作。先打开顶塞，使漏斗与大气相通，再把漏斗下端紧靠在接受器的内壁上，然后缓慢打开活塞，从其支管处放出下层液体（如图 2－25）。分液时一定要尽可能分离干净[②]，在两界面间可能出现的一些絮状物也应同时放出。然后将上层液体从分液漏斗的上口倒出，切不可从活塞处放出，以免被残留在漏斗颈上的第一种液体所沾污。将水溶液倒回分液漏斗中，再用新的萃取剂萃取。萃取次数取决于分配系数，一般为 3 ~ 5 次。

在实验结束前，均不要把萃取后的水溶液倒掉，以免一旦搞错无法挽救。将所有萃取液合并，加入合适的干燥剂干燥，然后蒸去溶剂。萃取所得的有机物根据其性质可利用蒸馏、重结晶等操作纯化。

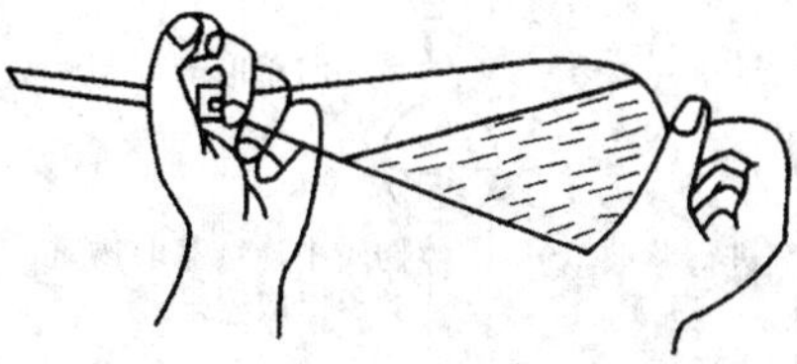

图 2 – 24　分液漏斗的振摇

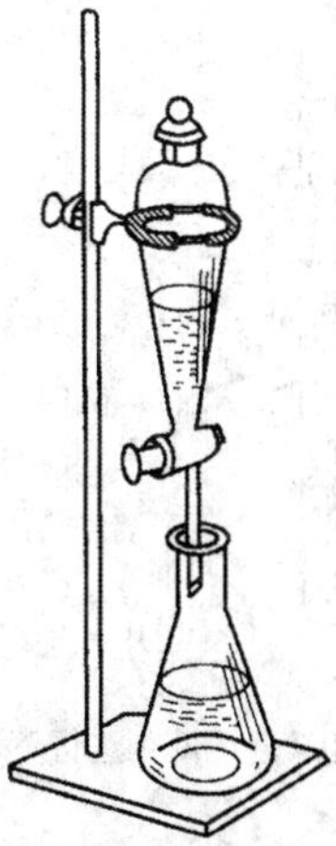

图 2 – 25　分离两相液体

在萃取某些含有碱性或表面活性较强的物质（如蛋白质、长链脂肪酸等）时，常会出现经振荡后溶液乳化，不能分层或不能很快分层的现象。原因可能是两相分界之间存在少量轻质的不溶物；也可能为两液相交界处的表面张力小；或两液相密度相差太小。碱性溶液（如氢氧化钠等）能稳定乳状质的絮状物而使分层更困难，在这种情况下可采取如下措施：

① 采取长时间静置。

② 利用“盐析效应”，在水溶液中先加入一定量电解质（如氯化钠等），或加饱和食盐水溶液，以提高水相密度，同时又可以减少有机物在水相中的溶解度。

③ 加热，破坏乳状液（注意防止易燃溶剂着火）。

④ 滴加数滴醇类化合物，改变表面张力。

⑤ 过滤，除去少量轻质固体物（必要时可加入少量吸附剂，滤除絮状固体）。

若在萃取表面活性剂时溶液形成乳状溶液，当实验条件允许时，可小心地改变 pH，使之分层。当遇到某些有机碱或弱酸的盐类，因在水溶液中能发生一定程度解离，很容易被有机溶剂萃取出水相，为此，在溶液中要加入过量的酸或碱，以达到顺利萃取之目的。

对于两液相中分配系数 K 较大的物质，一般使用分液漏斗萃取 3 ~ 5 次便足够了，但对于 K 值接近 1 的物质，必须经多次萃取，最好是使用连续萃取的方法，以节省溶剂。液体连续萃取所用的仪器随所使用溶剂的密度不同而异，其装置有两种：一种适用于从较重的溶液中用较轻的溶剂进行萃取（如用乙醚萃取水溶液），见图 2 – 26（a）。另一种适用于自较轻的溶液中用较重溶剂进行萃取（如氯仿萃取水溶液），见图 2－26（b）。

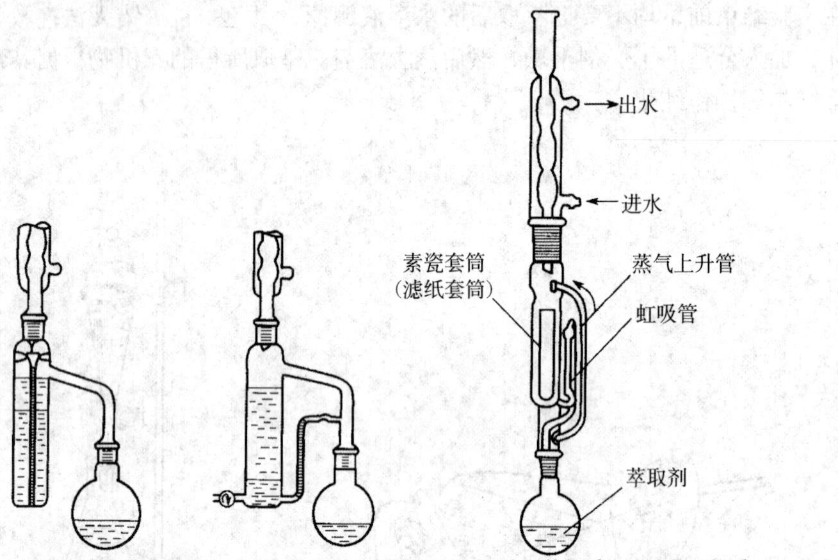

(a)用较轻的溶剂进行萃取　(b)用较重的溶剂进行萃取　(c)从固体物质中连续萃取物质（素氏担取器）

图 2－26　连续萃取装置

2．固体中物质的萃取

从固体中萃取物质，是利用溶剂对固体中被提取物质和杂质之间溶解度不同而达到分离提取的目的。通常用长期浸出法或用脂肪提取器（又称索氏提取器）提取。前者常用于天然产物的萃取，主要是靠溶剂长期的浸润溶解而将固体物质中需要的成分浸出来，其特点是设备及操作简单，不破坏物质成分，但溶剂用量大，萃取效率较低。

索氏提取器如图 2－26（c），主要由圆底烧瓶、提取器、冷凝管等组成。它是利用溶剂蒸发、回流及虹吸原理，使固体有机物连续多次被纯溶剂萃取，具有萃取效率较高、节省溶剂等特点。

使用时，先在圆底烧瓶中装入溶剂（一般不超过其容积的 1/2）。为了增加液体浸溶面积，萃取前应先将物质研磨细，用滤纸包好放入滤纸套筒内，封好其上下口，置于提取器中，提取器的下端接圆底烧瓶，上端接冷凝管。安装好仪器后，对溶剂进行加热。当溶剂沸腾时，蒸气通过蒸气上升管进入冷凝管内，被冷凝为液体，滴入提取器中，浸溶固体并萃取出部分物质，当液面超过虹吸管的最高点后，液体立即虹吸流回圆底烧瓶。溶剂再受热蒸发、回流、提取、虹吸，如此循环反复，直至大部分物质被提取出来为止。提取结束后，固体中可溶物质富集到圆底烧瓶，然后再用适当方法除去溶剂，得到要提取的有机物。

3．实验内容

用乙酸乙酯从苯酚水溶液中萃取苯酚。

（1）取5%苯酚水溶液20ml，加入分液漏斗中，再加入10ml乙酸乙酯，塞好顶塞，按上述萃取方法进行振荡和放气，直至放气时只有很小压力，再剧烈振荡2～3min。然后静置，待分液漏斗中的液体分成清晰的两层后，打开活塞将下层水溶液经活塞从下口放入一烧杯中，上层乙酸乙酯层从上口倒入一锥形瓶中，再将烧杯中的水溶液倒入分液漏斗中，用10ml乙酸乙酯再萃取一次，分出乙酸乙酸层和水层。合并两次乙酸乙酯层提取液，放入指定的回收瓶中。

（2）取未经萃取的5%苯酚溶液和萃取后下层水溶液各2滴于点滴板上，各加入1% $FeCl_3$ 溶液2滴，比较各颜色的深浅。

4．分液漏斗使用的注意事项

（1）不能把活塞上附有凡士林的分液漏斗放在烘箱内烘干。

（2）不能用手握住分液漏斗的下端。

（3）不能用手握住分液漏斗进行分离液体。

（4）顶塞打开后才能开启活塞。

（5）分液漏斗使用后，应洗干净，活塞用薄纸裹好后塞回去。

（6）使用分液漏斗前，应检查分液漏斗的顶塞和活塞是否用橡皮圈绑住；检查顶塞和活塞与仪器是否吻合，是否有漏水现象等。

（五）注释

① 使用分液漏斗来萃取和洗涤液体，一般可按此操作进行，效率较高。但如果由于用力振荡以至乳化，静置又难分层时，则应改变操作方法，可用右手按住漏斗上端顶塞，左手挡住下端活塞平放漏斗，作前后振荡数次，然后斜置漏斗使下端朝上，打开活塞放出气体。

② 在水层放出后，需待片刻，观察是否还有水层出现，如有，应将此水层再放入锥形瓶内。总之，放出下层液体时，注意不要使它流得太快，待下层液体流出后，关上活塞。而上层液体则应从分液漏斗口顷入另一容器中。

（六）思考题

1．若用乙醚、氯仿、丙酮、苯分别萃取水溶液，它们将在上层还是下层？

2．从水溶液中萃取有机物，怎样选择好的萃取剂？

3．用同体积的溶剂一次萃取与分几次连续萃取，哪一种效率高？为什么？

4．使用分液漏斗进行萃取时应注意哪些事项？

5．在实验内容（2）中，$FeCl_3$ 显色的深浅说明什么问题？

实验八　折光率及其测定

（一）目的要求

1．掌握有机化合物折光率的测定方法。

2．了解折光率测定的应用及折光仪的构造。

（二）实验原理

折光率是物质的特性常数，固体、液体、气体都有折光率。对于液体有机化合物，折光率是重要的物理常数之一，是有机化合物纯度的标志，也可用于鉴定未知有机物。其测定简单、准确度高、可重复性大且操作方便。

一般地说，光在两个不同介质中的传播速度是不相同的。所以光线从一个介质进入另一个介质，当它的传播方向与两个介质的界面不垂直时，则在界面处的传播方向发生改变。这种现象称为光的折射现象。根据折射定律，对于任何介质，在一定波长和一定外界条件下，入射角和折射角之正弦比为一常数，也就等于光在这两种介质中的速率之比：

$$n = v_1/v_2$$

若取真空为标准（即 $v_1 = c$，$n_0 = 1.00000$），空气的绝对折光率是 1.00029。如果取空气为标准，这样得到的各物质之折光率称为常用折光率。物质的绝对折光率表示为：

$$绝对折光率 = （常用折光率）\times 1.00029$$

光线自介质 A 进入介质 B，图 2－27（a）示出入射角 α 与折射角 β 间的关系：

$$\sin\alpha/\sin\beta = n_B/n_A = v_A/v_B$$

式中 n_A、n_B、v_A、v_B，分别为 A、B 两介质的折光率和光在其中的速率。如果 $n_A > n_B$（A 称为光密介质，B 称为光疏介质），则折射角 β 必大于入射角 α。当 $\alpha = \alpha_0$ 时，$\beta_0 = 90°$达到最大。此时光沿界面方向前进，如图 2－27（b）所示。若 $\alpha > \alpha_0$，则光线不能进入介质 B，而从界面反射，如图 2－27（c）所示。此种现象叫做“全反射”，α_0 叫做临界角。测定临界角就可算出折光率。

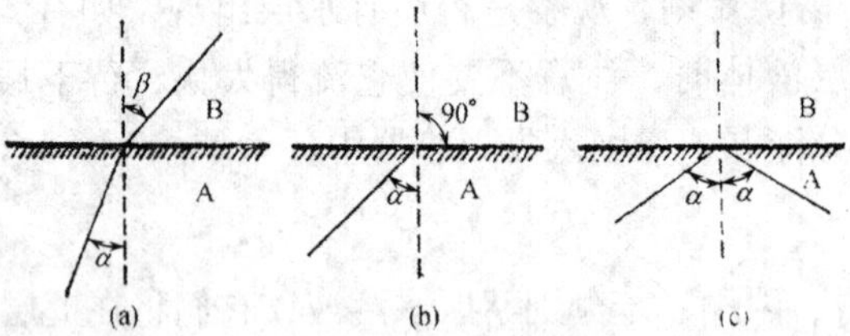

图 2－27 光的折射

测定液体有机物折光率的仪器是 Abbe（阿贝）折光仪，它是根据光的全反射原理设计的仪器，利用全反射临界角的测定方法测定未知物质的折光率。其外形如图 2－28 所示。

阿贝折光仪的主要部分是两块直角棱镜 E 和 F，当将两棱镜对角线平面叠合时，放入这两镜面间的待测液体即散布成一薄层。当光由反射镜 G 入射而透过棱镜 F 时，由于 F 的表面是粗糙的毛玻璃面，光在此毛玻璃面产生漫射，以不同入射角进入液体层，然后到达棱镜 E 的表面，此棱镜是光滑的，因此折光率很高（通常约为 1.85），一部分可折射而透过 E，而另一部分则发生全反射。透过 E 的光线经过消色散棱镜 H 和 C，会聚透镜 T 和

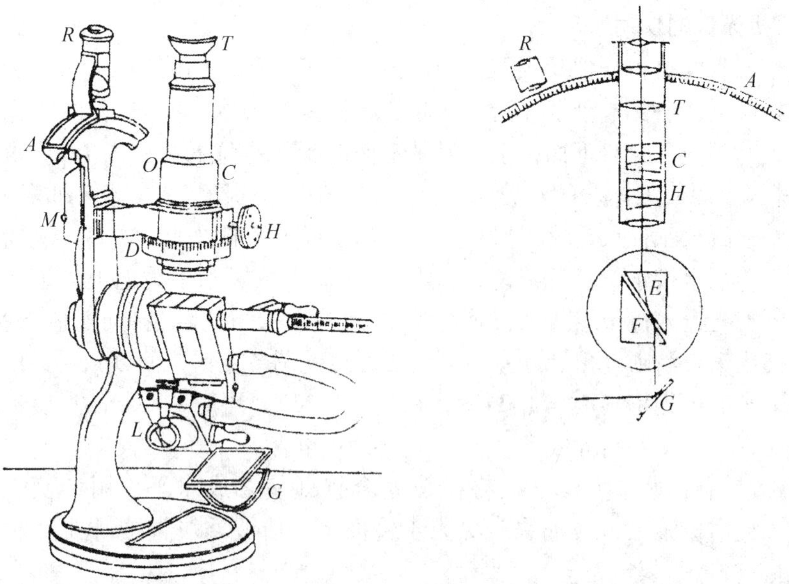

图 2－28　阿贝折射仪

目镜，最后达到观察者的眼里。为了使在目镜中显现出清晰的全反射边界，利用色散调节器 H 调节色散，D 为色散度的读数标尺。折光率就是依靠全反射的边界（明暗间的交界）位置来测定。通过与边界位置相联系的刻度标尺 A，用读数放大镜 R 读出折光率。边界的零点位置尚可通过镜筒上的凹槽 O 用小旋棒调节校准。为了使样品恒温，可在 L 处通入恒温水，并由插在夹套中的温度计读出温度。

在测量时，要把明暗界线调到目镜中的十字交叉线的交点上（图 2－29），因这时镜筒的轴与折射光线平行。读数指针是和棱镜连在一起转动的，标尺就根据不同的折光率 γ 而刻出，阿贝折光仪中已将 γ 换算成 n，故在标尺上读得的已是折光率。

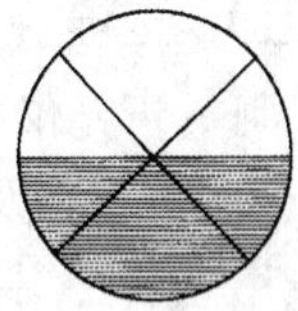

图 2－29　折射仪在临界角时的目镜视野

物质的折光率不但与它的结构有关，还与测定时所用光线的波长、温度等因素有关。折光率随光线波长降低而增加，随温度增加而减小。通常温度升高 1℃，液体化合物折光率降低（3.5～5.5）$\times 10^{-4}$。所以折光率的表示需注明所用的光线的波长和测定时的温度，常用 n_D^t 表示。D 表示钠灯的 D 线波长（589.3nm），t 是测定折光率时的温度。例如 n_D^{20} 表示 20℃时，该物质对钠灯的 D 线的折光率。

（三）仪器和药品

仪器：阿贝折光仪、恒温水浴、擦镜纸等。

药品：重蒸馏水、丙酮、乙醇、甲苯、环己酮等。

(四) 实验步骤

1. 阿贝折光仪的使用

(1) 校正 将阿贝折光仪从仪器盒中取出，置于近窗户的清洁干净的台面上①，在棱镜外套上装好温度计，用超级恒温水浴②相连，通入恒温水，一般为20℃或25℃。当温度恒定后，松开锁钮，开启下面棱镜，使其镜面处于水平位置，滴入1~2滴丙酮于镜面上③，合上棱镜，促使难挥发的污物逸走，再打开棱镜，用丝巾或擦镜纸轻轻揩拭镜面。待镜面干后，进行校正标尺刻度。操作时严禁油手或汗手触及光学零件。

(2) 用重蒸馏水校正 打开棱镜，滴入1~2滴重蒸馏水于镜面上，锁紧棱镜，调节反射镜，使入射光进入棱镜组，从目镜中观察，使视场是最亮。转动消色散镜调节旋钮，消除色散，使视场最清晰。再转动左边刻度盘的棱镜调节旋钮，使读数目镜中刻度盘的读数等于重蒸馏水的折光率（$n_D^{20}=1.3329$，$n_D^{25}=1.3325$），再用一特制的小旋子旋动右面镜筒下方的方形螺旋，使明暗界线和“十”字交叉点重合。

(3) 用标准折光玻璃块校正 将棱镜完全打开使之成水平，用1滴1-溴萘（$n=1.6600$）置于光滑棱镜上，玻璃块就黏附于镜面上，使玻璃块直接对准反射镜，然后按上述方法进行。

2. 测定

阿贝折光仪需经校正后才能作测定用，先接通恒温水浴，当恒温后，打开棱镜，再均匀滴入2~3滴待测液体于洗净并擦干了的磨砂棱镜面上，使液体均匀无气泡充满视场，如样品易挥发，可用滴管从棱镜间小槽滴入。锁紧棱镜，调节反光镜使视场最亮。轻轻转动左边刻度盘的棱镜调节旋纽和消色散镜调节旋纽，使明暗界线正好与目镜中“十”字线交点重合，从标尺上直接读取折光率，重复3~5次。使用完毕，打开棱镜用丙酮洗净镜面，并用擦镜纸擦净，干燥，放回仪器盒④。

(五) 注释

① 阿贝折光仪不能放在日光直射或靠近热源的地方。仪器应避免强烈振动或撞击，以防光学零件损伤及影响精密度。严禁腐蚀性液体、强酸、强碱、氟化物等的使用。

② 用完后要流尽金属套中恒温水，拆下温度计并放在纸套筒中，将仪器擦净，放入盘中。

③ 阿贝折光仪在使用前后，棱镜均需用丙酮或乙醚洗净，并干燥之。不能用滴管或其他硬物碰及镜面，擦洗镜面时只能用丝巾或擦镜纸吸干液体，不能用力擦，以防把玻璃镜面擦花。

④ 阿贝折光仪不用时需放在木箱内，箱内应贮有干燥剂，木箱应放在干燥、空气流通的室内。

(六) 思考题

1. 折光率的定义是什么？阿贝折光仪在使用时应注意哪些问题？
2. 在折光仪两棱镜之间没有液体或液体已挥发，是否能观察到临界折射现象？

实验九　旋光度及其测定

（一）目的要求

1. 掌握旋光度的测定方法。
2. 了解旋光仪的构造及测定原理。
3. 学习通过旋光度测定计算比旋光度及浓度的方法。

（二）实验原理

普通光波振动平面可以是无数垂直于光前进方向的平面。当光通过一特制的尼可尔（Nicol）棱镜时，其光振动的平面就只有一个和镜轴平行的平面，这种仅在某一平面上振动的光叫偏振光。将偏振光通过物质时，一类能使偏振光的振动平面发生旋转，称之为旋光性物质（或光学活性物质）。另一类则没有旋光性。旋光性物质具有实物与镜影不能重叠的特点，即“手征性”。旋光性物质能使偏振光的振动平面旋转一定角度，这种角度称为旋光度。使偏振光振动平面向右旋转（顺时针方向）叫右旋，用（+）表示；向左旋转（逆时针方向）叫左旋，用（-）表示。测定物质旋光度的仪器是旋光仪。

旋光仪有目测和自动显示两种。目测旋光仪的外形、基本结构原理见图 2-30 及图 2-31。在目测旋光仪中，起偏镜是一个固定不动的尼可尔棱镜，它使光源发出的光变成偏振光。检偏镜是能转动的尼可尔棱镜，用来测定物质偏振光振动面的旋转角度和方向。当光线从光源经过起偏镜，再经过盛有旋光性物质的样品管时，因物质的旋光性致使偏振光不能通过检偏镜，必须旋转检偏镜才能通过，因此，需要调节检偏镜。由刻度盘上旋转的角度，可指示出检偏镜旋转的角度，即为该物质在此浓度时的旋光度。数字式旋光仪可直接从面板上的数字读出旋光度，更为便捷。

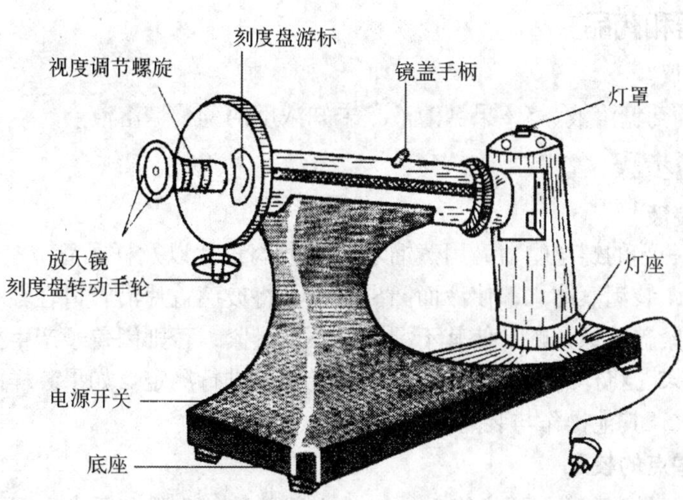

图 2-30　目侧旋光仪的外形图

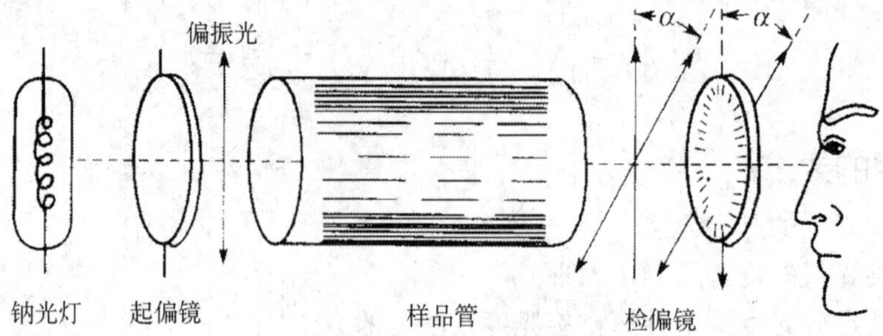

图 2-31 旋光仪结构示意图

物质旋光度的大小随测定时所用溶液的浓度、样品管的长度、温度、入射光的波长以及溶剂的性质等改变。因此，在一定条件下，各种旋光性物质的旋光度为一常数，通常用比旋光度 $[\alpha]_{\lambda}^{t}$ 表示，即：

$$[\alpha]_{\lambda}^{t}=\frac{\alpha}{l\cdot c}$$

式中，α 为由旋光仪测得的旋光度；l 为样品管的长度，单位为 dm；λ 为所用光源的波长；t 为测定时温度；c 为溶液浓度，以 1ml 溶液所含溶质的克数表示。

通常，入射光的波长采用钠光 D 线（589.3nm）来测定旋光度，此时的比旋光度表示为 $[\alpha]_{D}^{t}$。例如：由肌肉中取得的乳酸的比旋光度表示为 $[\alpha]_{D}^{20}=+3.8°$，意思是 20℃时以钠光为光源，比旋光度是右旋 3.8°。比旋光度是旋光性物质的一个重要物理常数，它对旋光性物质的鉴定是必不可少的，通过旋光度的测定可以检测旋光性物质的含量和纯度。旋光性物质的比旋光度可以从化学手册中查得，因此只要用旋光仪测得某溶液的旋光度，所用的样品管长度为已知，便可计算出该溶液的浓度。

（三）仪器和药品

仪器：旋光仪。

药品：5% 葡萄糖溶液、5% 果糖溶液、未知浓度的葡萄糖溶液。

（四）实验步骤

1. 样品管装液①

松开样品管一端的螺丝帽盖，用蒸馏水洗涤玻璃盖片以及样品管 2～3 次。左手拿住样品管把它直立，装满蒸馏水，使液面凸出管口，将玻璃盖片沿管口轻轻平推，使管内没有气泡。然后旋紧盖上螺丝帽，使其不漏，但不能过紧，否则因盖子产生扭力使管内有空隙，影响测定结果。将样品管擦干，可放入旋光仪内进行测定。如果装样品则用被测样品溶液润洗 2～3 次，其他操作与装蒸馏水相同。

2. 旋光仪零点的校正

测定时，打开钠光灯②，预热约 5min。按上述装液的步骤和要求，用同一样品管，先装满蒸馏水，待钠光灯发光正常后，放入旋光仪，罩上盖子，将刻度盘调在零点左右，旋转刻度盘转动手轮作粗调、微调，使视场内Ⅰ和Ⅱ部分的亮度一致（见图 2-32），记下读数。重复操作至少 5 次，取其平均值，此即为旋光仪的零点。

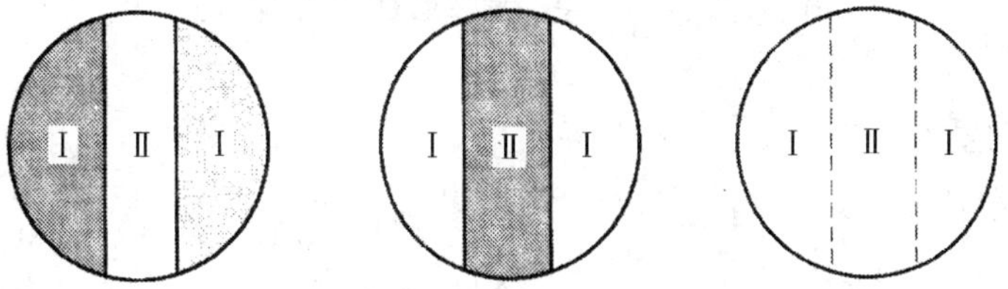

图 2－32 三分视场变化示意图

3. 旋光度的测定

按上述方法测定已知浓度的待测溶液的旋光度，这时所得的读数③与零点之间的差值即为该物质的旋光度。记下样品管的长度和溶液的温度④，然后按公式计算其比旋光度。通过对未知浓度的待测溶液的旋光度测定，计算其浓度。

对观察者来说振动平面向顺时针旋转为右转（+），这样测得的 $+\alpha$，既符合右旋 α，也可以代表 $\alpha \pm n \times 180°$ 的所有值，因为振动平面在旋光仪中旋转 α 后，它所在的平面和从这个角度向左或向右旋转 n 个 180°后所在平面完全重合。所以观察值为 α 时，实际角度可以是 $\alpha \pm n \times 180°$。例如读数为 +38°，实际读数为 +218°、+398°或 -142°等。如此，在测定一个未知物时，至少要作改变浓度或样品管长度的测定。如观察值为 +38°，在稀释 5 倍后，新读数为 +7.6°，则此未知物的旋光度 α 应为 +7.6° ×5 = +38°。

（五）注释

① 样品管用后要及时将溶液倒出，用蒸馏水洗净，擦干后放好。

② 旋光仪连续使用时间不宜超过 4h，如使用时间过长，则应熄灭钠光灯 10～15min，待灯冷却后继续使用，否则影响钠光灯的寿命。

③ 刻度盘读数方法：旋光仪刻度盘分为两个半圆，分别为 0°～180°，读数时，先读游标尺的“0”落在刻度盘上的整数值，再用游标尺与刻度盘重合线读出游标尺上的小数值（见图 2－33）。可采用双游标读数法，消除刻度盘偏心差。计算公式：$\alpha = (A_1 + A_2)/2$，其中 A_1、A_2 分别为两游标尺的计数值，若 $A_1 = A_2$，仪器无偏心差。

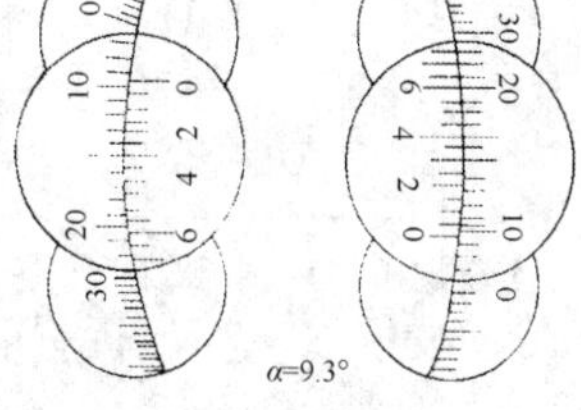

图 2－33 读数示意图

④ 旋光度与温度有关，当用钠光 D 线测定时，温度升高 1℃，大多数旋光性物质的旋光度约减少 0.3%。要求较高的测定，需恒温在 20±2℃的条件下进行。

（六）思考题

1. 某旋光性物质，在 10cm 的样品管中测得其旋光度为 +30℃，怎样用实验证明它的旋光度确是 +30℃而不是 -330℃，也不是 +390℃？

2. 若样品管中，钠光源的光线通过的部分含有气泡，会对实验结果产生怎样的影响？

3. 测定液体旋光度时，要注意哪些问题？

实验十 氨基酸纸色谱法

（一）目的要求

1. 掌握纸色谱法的操作方法。
2. 了解色谱法的原理和应用。

（二）实验原理

纸色谱法是色谱法的一种。色谱法又称层析法，与经典的分离提纯手段（重结晶、升华、萃取和蒸馏等）相比，其具有微量、快速、简便和高效率等优点，已广泛用于反应过程的监控和跟踪、混合物的分离、制备有机化合物和原料、产物的鉴定和纯度的检验。

1. 色谱法的原理和分类

色谱法的基本原理是利用混合物中的各组分在某一物质中的吸附或溶解性能（即分配）不同，或其他亲和作用性能的差异，使含混合物的气体或溶液流经该物质时，进行反复的吸附或分配等作用，从而将各组分分开。流动的含混合物的气体或溶液称为流动相；固定的物质称为固定相（可以是固体或固定液）。

色谱法有以下几种分类方法：

（1）按流动相的物态可分为气相色谱法和液相色谱法；按固定相的物态可分为气固色谱法、气液色谱法、液固色谱法和液液色谱法。

（2）按固定相使用的形式可分为柱色谱法、纸色谱法和薄层色谱法。

（3）按分离过程的机制可分为吸附色谱法、分配色谱法、离子交换色谱法等。

常用色谱法各分类之间的联系见图 2－34。

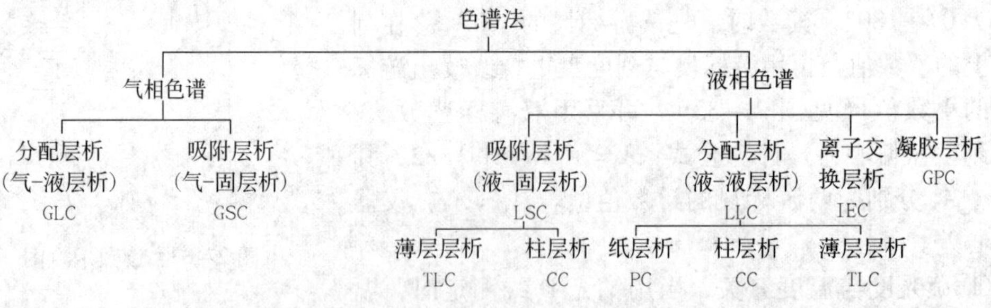

图 2－34 纸色谱法

纸色谱是分配层析的一种，作为支持物（或称载体）的滤纸是由高纯度的纤维素制造，纤维素是高分子量的多羟基化合物。固定相是存在于滤纸中的水，流动相是先前被水所饱和的溶剂，常用与水不相混合的有机溶剂作为流动相。纸纤维上的羟基具有亲水性，和水以氢键相连，使这一部分的水扩散降低。所以与水相混合的溶剂，仍然形成类似不相溶的二相。亲脂性强的成分在流动相中分配得多一些，随流动相移动速度就快一些；相反，亲水性的成分在固定相分配得多一些，随流动相移动速度就慢一些。当溶剂从点样的一端向另一端展开时，样品就在流动相和固定相之间不断地被提取、分配，从而使不同的物质得到分离。物质被分离后在纸色谱图纸上的位置，常用比移值 R_f（ratio to front）表示（图 2-35）：

$$R_f = x/y$$

式中，x 表示溶质（待分离物质）从原点至层析斑点中心的距离，y 表示溶剂从原点至溶剂前沿的距离。R_f 值的大小决定于溶质在两相间的分配系数和这两相的体积比。但两相体积比在同一条件下是一常数，因此 R_f 主要决定于分配系数（K）。

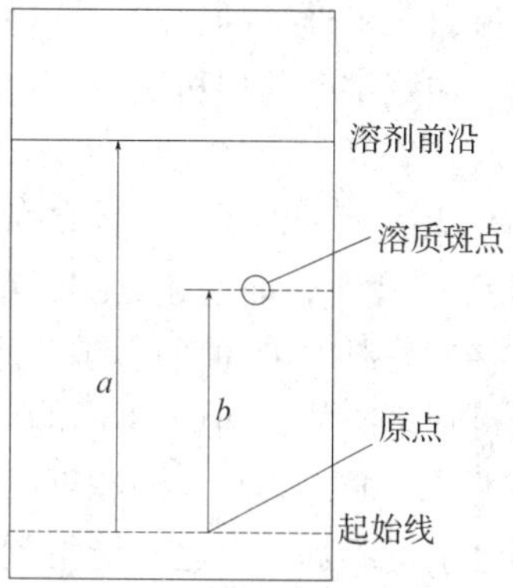

图 2-35　纸层析 R_f 值的计算

$$K = C_1/C_2$$

式中，C_1 表示样品在固定相（水）中的浓度，C_2 表示样品在流动相中的浓度。当温度、滤纸等实验条件固定时，比移值 R_f 是一个特定的常数，因而可作定性分析的依据，也可用于多官能团或高极性化合物如糖、氨基酸等的分离。

本实验用标准氨基酸作出纸色谱并计算其 R_f 值，与在相同条件下作出的混合物的纸色谱和 R_f 相对照，以达到分离、鉴定氨基酸的目的。

氨基酸经纸层析出，用茚三酮显色。

2. 影响 R_f 值的主要因素

（1）物质结构对于 R_f 值的影响　“物以类聚”，极性物质易溶于极性溶剂（水）中，非极性物质易溶于非极性溶剂（有机溶剂）中。所以物质的极性大小决定了物质在水和有机溶剂之间的分配情况。例如酸性和碱性氨基酸极性大于中性氨基酸。所以前者在水（固定相）中分配较多，因此 R_f 值低于后者。

（2）溶质与溶剂间的相互作用对 R_f 值的影响　这种影响是由溶质与溶剂间的相互作用与分配系数的关系所决定的。溶质与溶剂之间若能形成氢键，对分配系数的影响就很大。例如酚、三甲基吡啶、氨等和水混合后都能很好地与溶质形成氢键。某些溶剂（例如酚、正丁醇等）是质子的供给体，而水既是质子的供给体又是质子的接受体。当溶质结构中增加能接受质子的基团（例如—NH_2）时，因酚与水都能给—NH_2 基提供质子，所以酚和水两种相对接受质子的基团的引力，基本上是一致的，因此当溶质结构中增加氨基时，该物质与酚和水的作用对其在酚和水两相间的分配影响不大，对 R_f 值影响较小。又例如当有机溶剂是质子的接受体（如三甲基吡啶，NH_3 等），而溶质也是质子的接受体（如—NH_2 基），这时有机溶剂对—NH_2 没有引力，而水却有引力，于是水的引力就大于有机溶剂，因此溶质就被水拉向水相，对 R_f 值的影响就大。

（3）pH 对 R_f 值的影响　这种影响主要是由 pH 与分配系数的关系所决定的。弱酸与弱碱的解离度受 pH 影响很大，解离度越大，极性越强，极性强的物质在两相溶剂中分配时，偏向于极性强的一相，这样，改变 pH 就会同时改变分配系数，从而使 R_f 也会相应变化。在氨基酸的层析法中，改变溶剂的 pH，使酸性和碱性氨基酸的 R_f 值变动较大，而中性氨基酸的 R_f 值变动较小。在正丁醇中加甲酸，可使酸性氨基酸的极性降低，从而使 R_f 值变大，而使碱性氨基酸的 R_f 变小。反之，如在正丁醇中加氨，可使天冬氨酸和谷氨酸的 R_f 值变小，而使赖氨酸、精氨酸等碱性氨基酸的 R_f 值变大。

（4）滤纸对 R_f 值的影响　滤纸本身的 pH 及含水量对 R_f 值的影响很大，所以不同的滤纸得到不同的 R_f 值及不同的斑点形状。纸上含水量的多少随溶剂与纸对水的亲和力的大小而异，质地不均一的滤纸常使溶剂扩展不一致，随着纤维的纹理流动紊乱，另一方面纸的含水量不均一，也不能得到理想的分离效果。

（5）温度对 R_f 值的影响　R_f 值的重现性与恒温情况的好坏有密切关系。温度对 R_f 值的影响主要是因为溶质在固体相与流动相之间的分配随温度的变化而不同。随各溶剂组分的黏度和表面张力的不同其蒸发能力也不同，因此有些溶剂系统对温度的敏感程度强些，有些则差些。敏感程度强的对温度的要求就严格，敏感程度差的对温度的要求就不太严格。温度改变使溶剂系统中的溶解度改变，所以 R_f 值也改变。一般层析展层是在恒温室中进行的，室温可在 20～40℃，温度改变不超过 ±0.5℃。

3. 色谱法的应用

色谱法在医药卫生、生物工程、环境化学、石油化工等各个领域有着广泛的应用。在当今实验技术快速发展下，层析技术不断趋于完善，色谱技术已成为化学工作者的有力工具。色谱法在有机化学除了提供数目浩繁的有机化合物的分离提纯方法外，还提供了定性鉴定和定量分析的数据。

（1）分离混合物　一些结构类似、理化性质相近的混合物，甚至立体异构混合物，往往用一般化学方法难以分离，但应用层析方法分离，可以达到良好的效果。

（2）提纯化合物　有机化合物中含有少量结构类似的杂质，不易除去，也可应用层析技术分离，得到纯品。

（3）鉴定化合物　在相同的条件下，纯的有机物在薄层、纸层中都有一定的 R_f 值，可利用层析来确定两种性质相似的化合物是否为同一化合物。

（4）跟踪化学反应　在某些反应中，可以利用纸色谱观察原料色点的逐渐消失，以证明反应的完成。

（三）仪器和药品

仪器：培养皿、滤纸、层析缸、毛细管、喷雾器等。

药品：谷氨酸、酪氨酸、丙氨酸、天门冬氨酸、正丁醇、冰醋酸、茚三酮等。

（四）实验步骤

1. 层析滤纸的选择与处理

滤纸质地均匀平整，边缘整齐，以保证展开剂展开速度均一；具有一定机械强度，纸纤维松紧适宜，过于疏松，斑点易扩散，影响分离，过于紧密，则展开速度慢；不含影响展开效果的杂质，也不应与所用显色剂起作用，以致影响分离和鉴别效果。因此，通常情况下选用国产新华 1 号滤纸（若有较多的样品需在纸上分离，可采用新华 3 号滤纸）。

为了适应某些特殊化合物的分离，可对滤纸进行预处理，使滤纸具有新的性能。例如分离酸性、碱性物质时，需要取得恒定的酸碱度，可将滤纸浸于一定的 pH 缓冲液中作预处理后再用，或者在展开剂中加一定比例的酸或碱。对于一些极性较小的物质，常用甲酰胺（或二甲基甲酰胺、丙二醇等）来代替水作固定相，以增加其在固定相中的溶解度，降低 R_f 值，改善分离效果。

2. 样品的处理

用于纸层析的样品，应初步提纯。例如作氨基酸测定，样品不应含大量盐类，不应含蛋白质，否则影响分离，R_f 值会发生改变。样品溶液通常配成 0.1% ~1% 浓度。

3. 点样

把样品溶于合适溶剂，最好避免用水，否则斑点容易扩散，且不易挥发除去。一般用乙醇、丙酮、氯仿等作为溶剂。若为液体样品也可直接点样。

点样操作如下：选取一张滤纸，戴上橡皮手套①，将滤纸裁剪成 28cm ×28cm，在距纸边 2cm 处，用铅笔轻轻划一条线，于线上每隔 3cm 处画一小圆圈作为点样处，圈直径不超过 0.5cm。点样要合适，样品点的太浓，斑点易扩散或拉长，以致分离不清，氨基酸的点样量以每种氨基酸含 5 ~20μg 为宜，将准备好的滤纸悬挂在点样架上，滤纸垂直桌面，用内径约为 0.5mm 管口平整的毛细管作为点样管（也可用血色素管代替）吸取氨基酸样品 10μg（1μg/μL），与滤纸垂直方向轻轻碰触点样处的中心，这时样品就自动流出。点样的扩散直径控制在 0.5cm 之内，点样过程中必须在第一滴样品干后再点第二滴，为使样品加速干燥，可用一加热装置（如吹风机或红外灯），但要注意温度不可过高，以免氨基酸破坏，特别是谷氨酰胺破坏，影响定量结果。

4. 展开剂的选择

纸色谱的分离成败，重要的是如何选择合适的展开剂。因此，选择展开剂时，首先要考虑展开剂的极性以及对被分离化合物的溶解度。一般情况下，溶剂介电常数大则表示溶剂极性大。单一溶剂极性大小的排列顺序可在各类文献资料中查阅。

使用单一溶剂作为展开剂时，溶剂组分简单，分离重现性好。而对于混合溶剂，二元、三元甚至多元展开剂，一般占比例较大的主要溶剂起溶解和基本分离作用；占比例较小的溶剂起调整、改善分离物的 R_f 和对某些组分的选择作用。主要溶剂应选择使用不易形成氢键的溶剂，或选择极性比分离物低的溶剂，以避免 R_f 过大。

多元溶剂展开剂首先要求溶剂互溶，被分离物应能溶解于其中。极性大的溶剂易洗脱化合物并使其在滤纸上移动；极性小的溶剂降低极性大的溶剂的洗脱能力，使 R_f 减小；中等极性的溶剂往往起着极性相差较大溶剂的混溶作用。有时在展开剂中加入少量酸、碱可以使某些极性物质的斑点集中，提高分离度。当需要在黏度较大的溶剂中展开时，则需在其中加入降低展开剂黏度、加快展开速率的溶剂。如在环己烷 - 丙酮 - 二乙胺 - 水（10:5:2:5）的展开剂系统中，水的极性最大，环己烷最小。加入环己烷，是为了降低分离物的 R_f；丙酮则起着混溶和降低展开剂黏度的作用，比例最少的二乙胺是为了控制展开剂的 pH，使分离的斑点不拖尾，分离清晰。

当样品中含有羰基时，在非极性溶剂中加入少量丙酮；当样品中含有羟基时，于非极性溶剂中加入少量甲醇、乙醇等；当含有羧基酸性样品时，可加入少量的甲酸、乙酸；当含有氨基的碱性样品时，可加入少量六氢吡啶、二乙胺、氨水等。总之，加入的溶剂应与被测物的官能团相似。

5. 展开

按层析纸的形状、大小选用合适的密闭容器[②]。条形滤纸可放在此容器中展开。先用溶剂蒸气饱和容器内部，或用浸有展开剂的滤纸条贴在容器内壁上，下端浸入溶剂中，使容器内更快地为展开剂所饱和；也可将点好样的滤纸，预先在溶剂蒸气饱和的容器中放置一定时间，使滤纸为溶剂所饱和，然后再浸入溶剂中进行展开。

纸层析的展开通常有上行法、下行法和水平径向（圆形）展开法。

（1）上行展开法　这是通常采用的方法。其使用设备最简单，常用器具见图 2－36 所示。这种方式应用虽广，但速度较慢，适用于 R_f 值相差较大的样品。具体操作如下：将点样后的色谱滤纸的另一端悬挂在展开槽的玻璃勾上，使色谱滤纸浸入展开剂约 0.5cm，展开剂由于毛细管作用即沿色谱滤纸上升，当展开剂前沿接近色谱滤纸上端约 1cm 时，将滤纸取出，记下溶剂前沿位置，晾干，若被分离物中各组分是有色的，滤纸条上就有各种颜色的斑点显出。对于无色混合物的分离，通常将展开后的滤纸晾干或吹干，置于紫外灯下观察是否有荧光。或者根据化合物性质，喷上显色剂，观察斑点位置（见显色部分）。

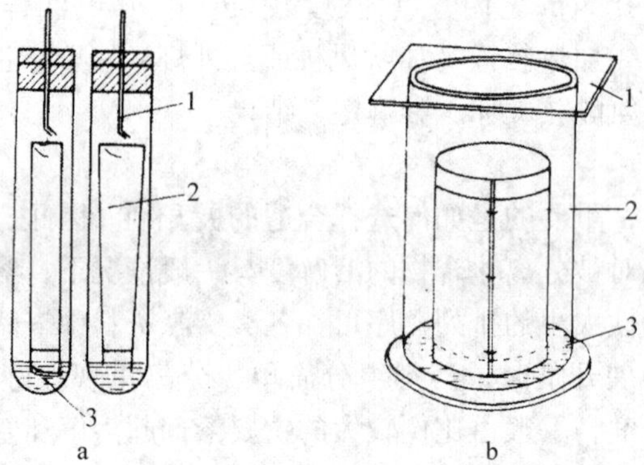

图 2－36　上行展开法常用仪器

a
1. 悬钩；2. 滤纸条；
3. 滤纸底部穿以小玻璃棒以防滤纸与管壁接触

b
1. 顶盖磨砂玻璃；
2. 滤纸条；
3. 展开剂

（2）下行展开法　对 R_f 值较小的样品，由于展开距离较小，对不同成分的分离效果较差，可用下行展开法，借助于重力使溶剂由毛细管作用向下移行，可使溶剂连续展开，斑点移动距离增大，使不同成分能满意地分开。下行展开法所用仪器如图 2－37 所示。顶装分液漏斗，备作添加溶剂使用。如用滤纸条展开，溶剂槽可用普通培养皿；如滤纸较宽，溶剂槽可用长方形槽、玻璃船，或普通长方形墨水缸等，滤纸下端剪成锯齿状，以备溶剂下滴。

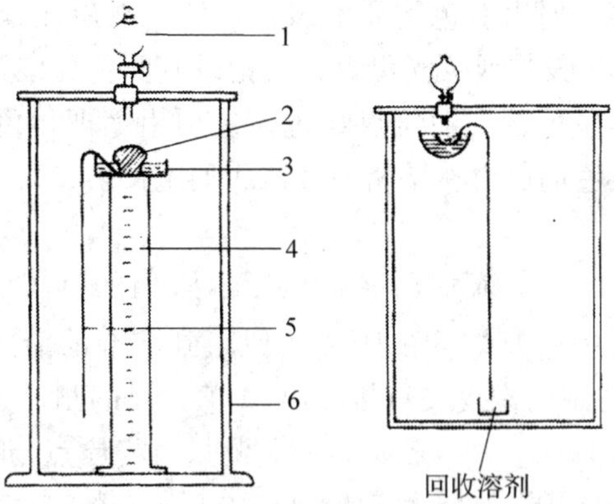

图 2-37　下行展开法常用仪器

1. 分液漏斗；2. 压住滤纸的玻璃器；3. 展开溶剂槽；
4. 量桶做支持架；5. 展开滤纸；6. 标本缸

（3）水平径向（圆形）展开法　本法采用的仪器如图 2-38 所示。

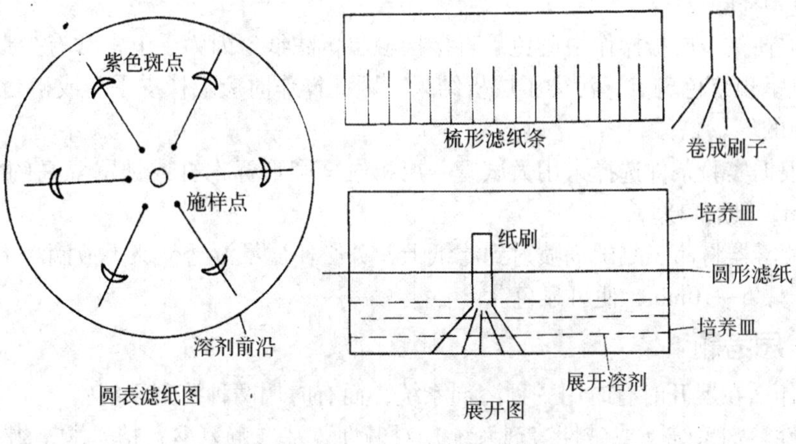

图 2-38　水平径向（图形）展开法

取一张直径约为 16cm 的圆形滤纸，在直径 4.0cm 处画一同心圆。圆周上等距离处点上几个样品点。另取一张滤纸，剪成梳形，卷成一个小毛刷，插在滤纸圆心处，取一直径约 14cm 的培养皿放 0.8cm 深度之流动相。先将刷子向上，将滤纸盖在培养皿上，上面盖一个同样的培养皿，20min 后将滤纸翻转，溶剂沿刷子移向滤纸，开始展开。如样品是氨基酸类，展开剂可用正丁醇∶醋酸∶水为4∶1∶5体系，用茚三酮显色后即可见弧形紫色斑点[③]。这种方法操作快捷，环带狭窄且尖锐，比上两种方法分离效果好。

对于成分复杂难以分离的混合物，可采用双向展开法。

6. 显色

通常先在日光下观察，划出有色物质的斑点位置，然后在紫外光灯，短波（254nm）或长波（365nm）观察有无吸收或荧光斑点，并记录其颜色、位置及强弱。最后利用各物质的特性反应喷洒适当的显色剂，使斑点显色，并用铅笔把显色斑点圈出，以便计算 R_f 值。各类化合物所用的显色剂可以从层析专著或手册查阅。

7. R_f 值

对层析斑点的定性鉴定主要依靠 R_f 值的测定。R_f 值的具体计算如下：用尺测量显色斑点的中心与原点（点样中心）之间的距离和原点到溶剂前沿的距离，求出此值，即得氨基酸的 R_f 值。或用一特制的橡皮尺直接读出 R_f 值。尺的制作方法如下：取细乳胶管一段，画上刻度，每大格为 1cm，每小格为 1mm。测量时将原点与刻度“0”比齐，再拉长橡皮小尺，使溶剂前沿与“10”比齐，读出斑点中心所在的刻度即得 R_f 值。

8. 实验内容

氨基酸纸色谱法：

样品：0.1% 谷氨酸，0.1% 酪氨酸，0.2% 谷氨酸和酪氨酸等量混合液。

展开剂：正丁醇∶冰醋酸∶水 =4∶1∶5（体积比）混合后上清液。

展开法：上行展开法或水平径向展开法。

显色剂：2% 茚三酮乙醇溶液。

（五）注释

① 必须在整个层析操作中避免手直接接触层析滤纸，因为手上常常有少量含氮物质。显色时它也呈现紫色斑点。污染了层析结果，因此操作时应戴橡皮手套或指套。同时也要防止空气中的氨。

② 可根据实验条件选择采用大试管、层析缸、圆形标本缸或钟罩（高约 430mm，直径约 290mm，具磨口塞）。

③ 用喷雾器将茚三酮试剂喷射到滤纸上，务必使滤纸湿透但又无液滴滴下。在 150℃ 的烘箱中干燥 5 ~ 10min，便可显色。

（六）思考题

1. 为什么在展开时有时用一种溶剂系统，而有时用两种溶剂系统？

2. 酸性溶剂系统（或碱性溶剂系统）对碱性氨基（赖氨酸、精氨酸、组氨酸）和酸性氨基酸（天冬氨酸、谷氨酸）的 R_f 值有什么影响？

3. 滤纸上点上 1μl 10.02mol/L 的甘氨酸（分子量为 75）溶液，请问实际上点了多少微克的氨基酸？

4. 做好氨基酸的纸色谱法应注意什么问题？

第三章　有机化合物制备实验

实验十一　1-溴丁烷的制备

（一）实验目的

1. 学会利用亲核取代反应制备1-溴丁烷的方法。

2. 掌握加热、回流、萃取和蒸馏等操作。

（二）实验原理

1-溴丁烷是医药合成的重要原料。通过溴化钠与过量硫酸作用产生溴化氢，然后与正丁醇发生亲核取代反应可制得1-溴丁烷。反应机制如下：

$$NaBr + H_2SO_4 \longrightarrow HBr + NaHSO_4$$

$$CH_3CH_2CH_2CH_2OH + HBr \longrightarrow CH_3CH_2CH_2CH_2Br + H_2O$$

同时，正丁醇也可以发生脱水反应，生成1-丁烯和正丁醚等副产物。

（三）主要仪器和试剂

仪器：圆底烧瓶、球形冷凝管、直形冷凝管、锥形瓶、分液漏斗、电热套。

试剂：正丁醇、溴化钠、浓硫酸、饱和碳酸氢钠溶液、无水氯化钙。

（四）实验步骤

1. 制备

在100ml圆底烧瓶中，依次加入12ml水及15ml（0.28 mol）浓硫酸，小心摇均，冷却至室温。然后再加入9.5ml（0.1mol）正丁醇、13.5g（0.13 mol）研磨细的溴化钠，充分摇动，混和均匀后加入2～3粒沸石，快速装上球形冷凝管。参照图1－10安装1-溴丁烷制备装置①，启动电热套加热，经常摇动，回流时间约0.5h。

2. 分离、提纯

冷却后，拆下球形冷凝管，改用蒸馏装置，蒸至馏出液几乎澄清为止②。将馏出液倒入分液漏斗，加入8ml浓硫酸洗涤③，取上层的有机相转移至另一洁净的分液漏斗中，依次用水、饱和碳酸氢钠溶液和水各12ml洗涤④。粗产品在锥形瓶中，加入1.5g无水氯化钙约20min干燥，然后滤入100ml的蒸馏烧瓶中，加热蒸馏，收集99～103℃馏分，称重，计算产率（产量约7.5～9g，产率55%～66%）。

3. 检验

纯1-溴丁烷为无色透明液体，沸点100～104℃，折光率 n_D^{20}1.4400。测定产品折光率与纯品比较。

（五）注释

① 产物溴化氢气体有毒，可用水吸收。气体通过导管进入倒置的漏斗，漏斗口4/5浸入而不是全部没入水中，以防倒吸现象。

② 蒸馏烧瓶内油层消失，以及馏出液几乎澄清，证明1-溴丁烷蒸馏完毕。

③ 用硫酸洗涤除去粗产品中未反应的正丁醇和副产物正丁醚等杂质。

④ 用饱和碳酸氢钠溶液除去残留的硫酸，放出二氧化碳气体，洗涤时注意放气。

（六）思考题

1. 试写出本实验可能发生的副反应，如何减少副反应的发生？
2. 各步洗涤的目的是什么？

实验十二 苯乙醚的制备

（一）实验目的

1. 学会利用威廉姆逊合成法制备苯乙醚的方法。
2. 进一步掌握加热、回流、萃取和蒸馏等操作。

（二）实验原理

苯乙醚是制造医药、染料、药物及有机合成等的重要原料。通过威廉姆逊（Williamson）合成法，利用苯酚钠与溴乙烷作用可制得苯乙醚。

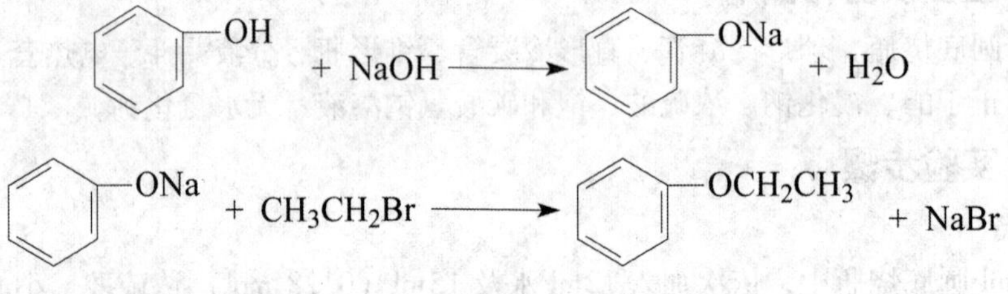

（三）主要仪器和试剂

仪器：圆底烧瓶、克莱森接头、球形冷凝管、直形冷凝管、玻璃钉漏斗、吸滤瓶、电热套。

药品：苯酚、氢氧化钠、溴乙烷、乙醚、无水氯化钙、饱和食盐水。

（四）实验步骤

1. 制备

在100ml短颈圆底烧瓶中，加入5g（0.053mol）苯酚、3.5g氢氧化钠和10ml水，充分摇动，使苯酚完全溶解。参照图1－8（c）安装苯乙醚制备装置，在电热套中加热，维持反应温度在80～90℃之间，边搅拌边滴加9ml溴乙烷①，加热回流②约1h，反应完毕。

2. 分离、提纯

冷却至室温，如有固体析出加适量水使其溶解，用乙醚萃取2次，合并有机相，加入等体积的饱和食盐水洗涤1次，取有机相加入少量无水氯化钙干燥，放置至澄清。利用普通蒸馏装置，在温水浴上蒸去乙醚[③]。再改用电热套加热，收集170～180℃馏分，称重，计算产率（产量约3.5～4.5g，产率53%～77%）。

3. 检验

苯乙醚为无色透明液体，沸点170～180℃，折光率 n_D^{20}1.5050，测定产品折光率与纯品比较。

（五）注释

① 使用恒压滴液漏斗并控制滴加速度，防止溴乙烷未经反应就回流。溴乙烷沸点低，回流冷却水流要大，使其充分反应。

② 如出现结块，则停止滴加，待充分搅拌反应后再继续回流滴加。

③ 乙醚易燃易爆，用橡胶管将未冷却或逸出的乙醚蒸气引入下水道，以防乙醚燃烧引起火灾。

（六）思考题

1. 用饱和食盐水萃取苯乙醚的目的是什么？
2. 为什么不能在明火下蒸去乙醚？

实验十三　乙酸乙酯的制备

（一）实验目的

1. 学会利用酯化反应制备酯的方法。
2. 掌握蒸馏、洗涤、干燥等基本操作。

（二）实验原理

乙酸乙酯是合成药物和香料等的重要原料。在无机酸催化作用下，乙酸和乙醇发生酯化反应得到乙酸乙酯和水。

$$CH_3COOH + CH_3CH_3CH_2OH \xrightarrow[110\sim120℃]{H^+} CH_3COOCH_2CH_3 + H_2O$$

酯化反应的逆反应是水解反应。为了使反应向生成乙酸乙酯的方向进行，提高其产率，本实验采用升高反应温度，用过量的乙醇与乙酸作用，蒸出乙酸乙酯的方法。

（三）主要仪器和试剂

仪器：三口烧瓶、滴液漏斗、温度计、直形冷凝管、分液漏斗、电热套。

药品：95%乙醇、浓硫酸、冰醋酸、饱和碳酸钠溶液、饱和食盐水、饱和氯化钙溶液。

（四）实验步骤

1. 制备

在100ml干燥的三口烧瓶中，加入95%乙醇12ml（0.20mol），慢慢加入浓硫酸6ml[①]，摇匀，并加入2～3粒沸石。参照图3－1安装乙酸乙酯制备装置，分别向滴液漏斗加入95%乙醇12ml（0.20mol）及冰醋酸12ml（0.21mol），混合均匀，滴液漏斗末端和温度计均应浸入液面。用电热套缓慢加热，控制反应温度在 110 ~ 120℃②之间。当有馏出液流出时，从滴液漏斗慢慢开始滴液③，控制滴液速度和馏出液速度大致相等，约 30min 滴加完毕，继续加热、蒸馏数分钟停止反应。

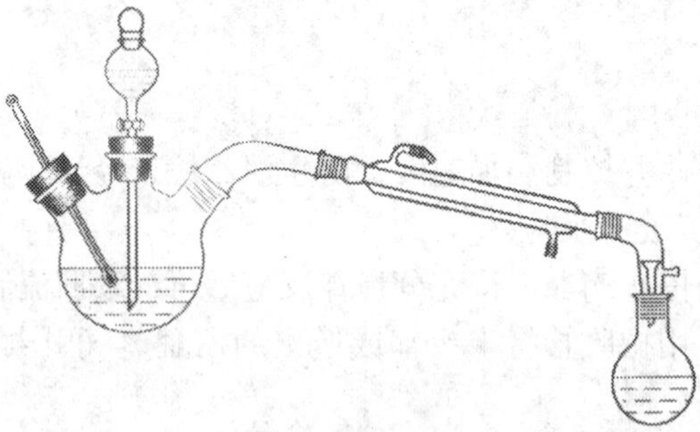

图 3 – 1　乙酸乙酯的制备装置

2. 分离、提纯

向馏出液中慢慢加入 10ml 饱和碳酸钠溶液，边加边振摇，直到无二氧化碳气体产生。然后将混合液转移到分液漏斗，萃取得到酯层，依次用饱和食盐水 10ml，饱和氯化钙溶液 10ml 和蒸馏水洗涤 1 次。弃去下层液体，酯层用无水硫酸镁干燥，将经过干燥的乙酸乙酯进行蒸馏，收集 73 ~ 78℃的馏分，称量，计算产率（产量约 9 ~ 12g，产率 49% ~ 65%）。

3. 检验

纯乙酸乙酯为无色水果香味的液体，b. p. 77. 06℃，折光率 n_D^{20}1. 3723。测定产品折光率与纯品比较。

（五）注释

① 硫酸的用量为乙醇用量的 3% 时即能起催化作用，还能起脱水作用而增加酯的产量，但硫酸用量过多，由于氧化作用反而对反应不利。

② 温度不宜过高，否则会增加副产物乙醚的含量。滴加速度太快会使醋酸和乙醇来不及作用而被蒸出。

③ 利用乙酸乙酯能与水、乙醇形成低沸点共沸物的特性，容易从反应体系中蒸馏出来。

（六）思考题

1. 酯化反应有什么特点？本实验中使反应生成酯采用哪些措施？
2. 饱和碳酸钠和氯化钙溶液洗涤的作用分别是什么？

实验十四　乙酰水杨酸的制备

（一）实验目的

1．学会利用酰化反应制备乙酰水杨酸的方法。

2．进一步熟悉掌握重结晶等基本操作。

（二）实验原理

乙酰水杨酸俗名为阿司匹林（Aspirin），具有解热镇痛功能。用于治疗感冒，同时也用作预防心血管疾病。通常加入少量的浓硫酸作为催化剂，用水杨酸与乙酸酐通过酰化反应得到乙酰水杨酸。

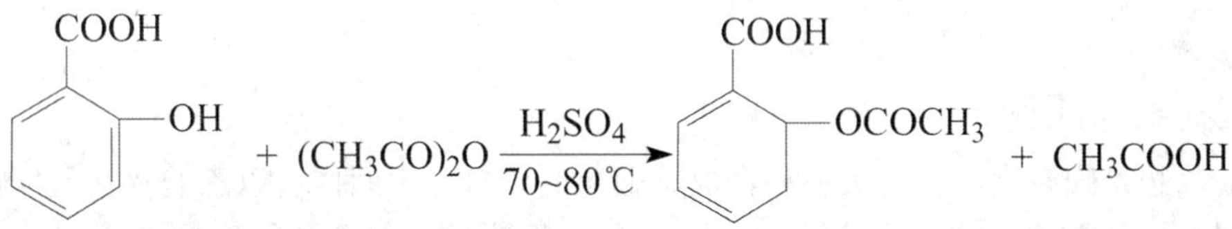

（三）主要仪器和试剂

仪器：圆底烧瓶、滴液漏斗、温度计、直形冷凝管、分液漏斗、电热套。

药品：95%乙醇、浓硫酸、醋酸酐、饱和碳酸氢钠溶液、饱和食盐水、饱和氯化钙溶液。

（四）实验步骤

1．制备

在100ml圆底烧瓶中，加入6g（0.043mol）水杨酸和8ml（0.085mol）乙酸酐，然后滴加0.5ml浓硫酸[①]，振匀。参照图1－13（c）安装乙酰水杨酸制备装置，启动搅拌器，用电热套缓慢加热，控制反应温度在70～80℃之间[②]，加热回流约30min。稍微冷却后，趁热倒入50ml冰水中，析出白色结晶固体，抽滤，用少量蒸馏水洗涤，抽干，得到乙酰水杨酸粗品。

2．分离、提纯

粗乙酰水杨酸用饱和碳酸氢钠溶液60ml、稀盐酸处理[③]，用乙醇－水作为溶剂进行重结晶得到纯品，称重，计算产率（产量约3.5～4.5g，产率45%～58%）。

3．检验

纯乙酰水杨酸为白色针状或片状结晶，熔点136℃，由于它受热易分解，较难测准其熔点。取少量结晶加入盛有1ml水的试管中溶解，加入1～2滴1%三氯化铁溶液，观察有无颜色变化，以检验产品纯度。

（五）注释

① 少量浓硫酸能破坏水杨酸分子中羧基与酚羟基间形成的分子内氢键，从而使酰化反应较易进行；同时减少水杨酸分子间发生缩合反应，生成聚合物。

② 反应温度不宜过高，否则将增加副产物的发生，如生成水杨酰水杨酸。

③ 乙酰水杨酸与碳酸氢钠反应生成水溶性钠盐，而副产物聚合物则不能溶于碳酸氢钠水溶液。

（六）思考题

1. 实验所用的仪器为什么必须干燥?

2. 用饱和碳酸氢钠溶液、稀盐酸处理粗品的作用是什么?

实验十五 乙酰苯胺的制备

（一）实验目的

1. 学会利用酰化反应制备乙酰苯胺的方法。

2. 巩固和掌握重结晶、熔点测定等基本操作。

（二）实验原理

乙酰苯胺是磺胺类药物、染料和合成樟脑等的原料和中间体。以乙酸及其衍生物作为酰化试剂，与苯胺发生酰化反应，均可以得到乙酰苯胺。与乙酰氯反应太剧烈，乙酸乙酯、乙酰胺反应太缓慢，条件难以控制。本实验以乙酸作为酰化试剂，价格低廉，条件容易控制，操作方便。

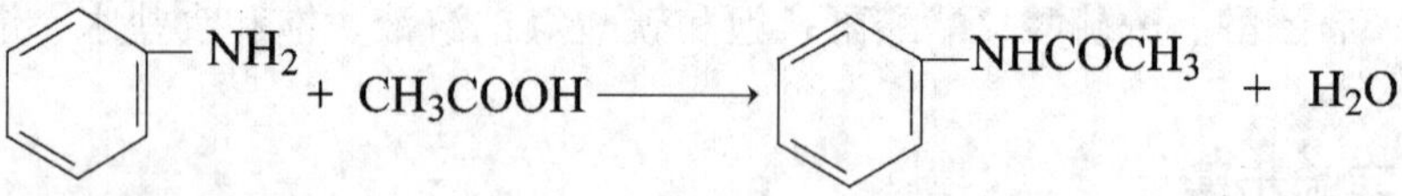

（三）主要仪器和试剂

仪器：圆底烧瓶、刺形分馏柱、直形冷凝管、温度计。

药品：苯胺、冰醋酸、锌粉。

（四）实验步骤

1. 制备

在100ml干燥的圆底烧瓶中，加入新蒸馏过的苯胺8ml（0.09mol），冰醋酸12ml（0.21mol）以及0.1g锌粉[①]。装上刺形分馏柱，柱顶插上200℃温度计，分馏柱支管接一直形冷凝管，通水让少量未反应的醋酸和水被蒸出。参照图1-15安装乙酰苯胺制备装置，用电热套小火加热，保持反应微沸15min后，逐渐升温，维持反应温度在100~110℃之间，回流约1h。

2. 分离、提纯

稍为冷却，搅拌下将反应混合液趁热倒入100ml冰水中，待结晶析出完全，抽滤，洗涤，抽干得到粗乙酰苯胺。粗品用100~150ml水作溶剂进行重结晶[②]，在空气中晾干，得到纯品，称重，计算产率（产量约5~6g，产率59%~72%）

3. 检验

纯乙酰苯胺为白色有光泽片状结晶或白色结晶粉末，m.p.114℃。测定产品熔点与纯乙酰苯胺比较。

（五）注释

① 温度越高，苯胺越容易被氧化，加入锌粉可防止苯胺氧化。

② 可以补加溶剂使乙酰苯胺完全溶解；根据粗品颜色深浅，考虑活性炭的加入量。

（六）思考题

1. 制备乙酰苯胺为何要用新蒸馏过的苯胺？
2. 如何提高乙酰苯胺的产量？

实验十六　肉桂酸的制备

（一）实验目的

1. 学会利用 Perkin 反应制备肉桂酸的方法。
2. 掌握回流、熔点测定、水蒸气蒸馏和重结晶等基本操作。

（二）实验原理

肉桂酸是医药、香料和合成酯类等的主要原料。利用 Perkin 反应，在碳酸钠或碳酸钾存在下加热，苯甲醛与醋酸酐发生类似羟醛缩合反应，可以得到肉桂酸。

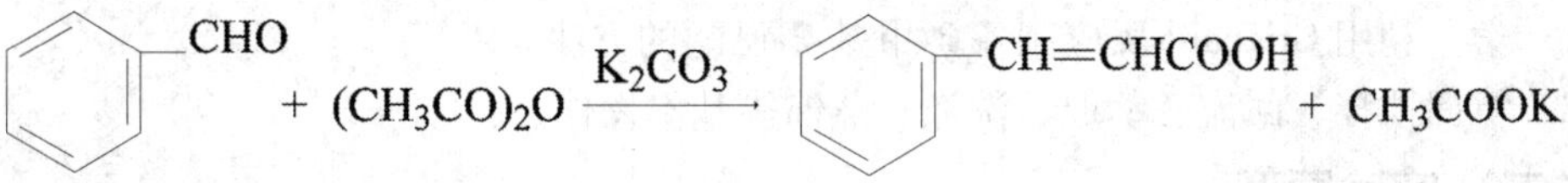

（三）主要仪器和试剂

仪器：三口烧瓶、球形冷凝管、200℃温度计、刚果红试纸。

试剂：苯甲醛、醋酐、碳酸钠、浓盐酸。

（四）实验步骤

1. 制备

在 100ml 干燥的三口烧瓶中，分别加入新鲜的 10ml（0.10mol）苯甲醛、23ml（0.24mol）醋酸酐、研细的 6.5g 无水碳酸钾①，振摇，充分混合均匀。参照图 3－2 安装肉桂酸的制备装置②，用电热套加热，开始有泡沫产生，控制反应温度在 140～180℃之间，回流约 1h。

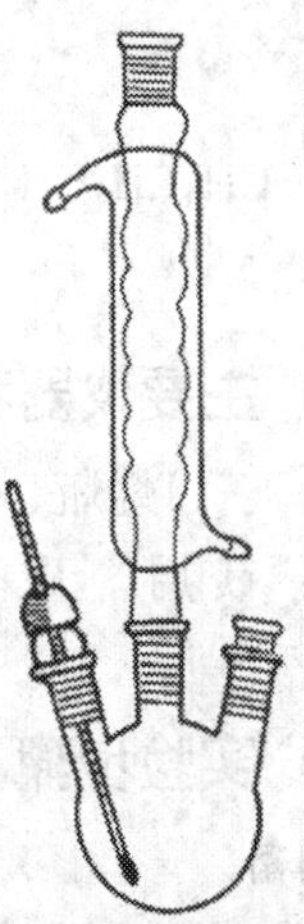

图 3－2　肉桂酸的制备装置

2. 分离、提纯

稍为冷却，析出白色固体，加入 30ml 温水，使其溶解，用水蒸气蒸馏装置蒸出未反应的苯甲醛③。向烧瓶加入饱和碳酸钠至弱碱性，使所有肉桂酸溶解变成肉桂酸钠盐，趁热抽滤，滤液冷却至室温，在搅拌下用浓盐酸小心酸化使刚果红试纸变成蓝色。充分析出结晶后，抽滤，洗涤，抽干，在空气晾干（或在80℃左右烘箱烘干）得到粗肉桂酸。粗品用热水重结晶，得到纯品，称重，计算产率（产量约7～9g，产率47%～61%）。

3. 检验

纯肉桂酸为白色固体，m. p. 133℃。测定纯肉桂酸熔点与纯品比较。

（五）注释

① 用碳酸钠或碳酸钾代替 Perkin 反应中的醋酸钠，时间短，产率高。

② 如果用圆底烧瓶，球形冷凝管口不要插温度计或用塞子塞住，以免形成密封体系，加热引起爆炸。

③ 苯甲醛在碳酸钠中易发生歧化反应，影响产品质量。苯甲醛随水蒸气被蒸出，蒸至溜出液澄清没有油珠为止。

（六）思考题

1. 如何提高肉桂酸产率?
2. 如何除去未反应的苯甲醛?

实验十七 2-甲基-2-己醇的制备

（一）实验目的

1. 学会利用 Grignard 反应制备2-甲基-2-己醇的方法。
2. 掌握搅拌、回流、萃取、洗涤、蒸馏等基本操作。

（二）实验原理

格氏试剂与羰基化合物酮发生亲核加成反应得到叔醇。本实验在无水乙醚中，1-溴丁烷与镁反应生成格氏试剂，然后与丙酮反应得到2-甲基-2-己醇。

$$CH_3CH_2CH_2CH_2Br + Mg \xrightarrow{\text{无水乙醚}} CH_3CH_2CH_2CH_2MgBr$$

$$CH_3CH_2CH_2CH_2MgBr + CH_3COCH_3 \xrightarrow{H^+} CH_3CH_2CH_2CH_2-\underset{OH}{\overset{CH_3}{\underset{|}{\overset{|}{C}}}}-CH_3$$

（三）主要仪器和试剂

仪器：三口烧瓶、滴液漏斗、分液漏斗、蒸馏烧瓶、冷凝管。

药品：镁屑、无水乙醚、1-溴丁烷、碘、丙酮、10% H_2SO_4、5% Na_2CO_3、无水 K_2CO_3。

（四）实验步骤

1. 制备

（1）生成格氏试剂　在100ml干燥的三口烧瓶中，分别加入3.1g镁屑（约0.13mol）及一小粒碘片、15ml 无水乙醚，振摇，充分混合均匀，向滴液漏斗加入13.5ml

(0.13mol) 1-溴丁烷和15ml无水乙醚[①]，摇匀，参照图1-13 (b) 安装2-甲基-2-己醇制备装置，冷凝管上端连接1根氯化钙干燥管，滴加混合液数分钟后，出现微沸回流，若不反应，微热促使其反应。加入25ml无水乙醚，启动搅拌器，继续滴加混合液，保持微沸15min，直至镁屑反应完为止。

(2) 格氏试剂与丙酮发生亲核加成反应生成2-甲基-2-己醇 用冰水冷却烧瓶，向滴液漏斗加入9.5ml (0.13mol) 丙酮与10mol乙醚的混合液，控制滴加速度，保持微沸，滴加完毕继续搅拌15min，至灰白色固体析出。继续用冰水冷却烧瓶，10%硫酸100ml分批加入滴液漏斗，并控制滴加速度由慢逐渐加快，待反应产物分解完全。

2. 分离、提纯

将反应混合液转移至分液漏斗中，分出醚层。水层用25ml乙醚萃取2次，合并萃取液并用5%碳酸钠溶液30ml洗涤1次，用无水碳酸钾干燥[②]，将干燥后的粗产物乙醚溶液滤入干燥的125ml蒸馏烧瓶中，用温水浴蒸去乙醚，残液倒入50ml蒸馏烧瓶中，在恒温电热套中加热，收集137~141℃馏分，称重，计算产率（产量7~8g，产率46%~53%）。

3. 检验

纯2-甲基-2-己醇的沸点143℃，折光率 n_D^{20} 为1.4175。测定产品折光率与纯品比较。

（五）注释

① 所有仪器和试剂必须无水，由于格氏试剂易水解从而影响进一步的反应。

② 2-甲基-2-己醇与水能形成共沸物，必须彻底干燥，否则将增加前馏分，降低产率。

（六）思考题

1. 本实验粗品能否用无水氯化钙干燥？
2. 本实验可能发生的副反应是什么？如何避免？

实验十八 环己酮的制备

（一）实验目的

1. 学会利用由仲醇氧化法制备酮的方法。
2. 进一步熟悉掌握搅拌、回流、萃取、洗涤、蒸馏等基本操作。

（二）实验原理

环己醇（仲醇）在浓硫酸中，被重铬酸钠氧化得到环己酮。

（三）主要仪器和试剂

仪器：三口烧瓶、温度计、蒸馏烧瓶、冷凝管、分液漏斗。

药品：环己醇、重铬酸钠、浓硫酸、草酸、食盐、无水碳酸钾。

（四）实验步骤

1. 制备

在200ml干燥的三口烧瓶中，加入60ml冰水，慢慢加入10ml浓硫酸，充分混合后，小心加入10ml环己醇（0.1mol），冷却至30℃以下①，再加入10g重铬酸钠，充分振摇，反应很快发生。参照图1－13（c）安装环己酮制备装置，由滴液漏斗滴加重铬酸钠溶液，不断振摇烧瓶，控制滴加速度，保持反应温度在55～60℃之间，直至滴加完毕，稍微降温，然后加入少量草酸除去未反应的重铬酸钠至墨绿色②。

2. 分离、提纯

加入50ml水，加几粒沸石，改用蒸馏装置，蒸出环己酮与水，直至溜出液澄清，用食盐15～20g洗涤溜出液③，取有机层，用无水碳酸钾干燥，蒸馏，收集150～156℃馏分，称重，计算产率（产量6～6.5g，产率62%～67%）

3. 检验

纯环己酮为无色透明液体，沸点156.65℃，折光率 n_D^{20} 为1.4507。测定产品折光率与纯品比较。

（五）注释

① 不宜过于冷却，以免铬酸的积累，使氧化反应太剧烈。

② 可用甲醇代替草酸。

③ 馏出液中加入食盐可以降低环己醇的溶解度。

（六）思考题

1. 为什么可用甲醇代替草酸？
2. 除本实验方法外，还可采用哪种方法分离环己酮？

实验十九 己二酸的制备

（一）实验目的

1. 学会利用氧化反应制备己二酸的方法。
2. 掌握搅拌、回流、重结晶等操作。

（二）实验原理

己二酸是合成尼龙66的主要原料之一。本实验通过环己醇在硝酸中发生氧化反应得到己二酸。

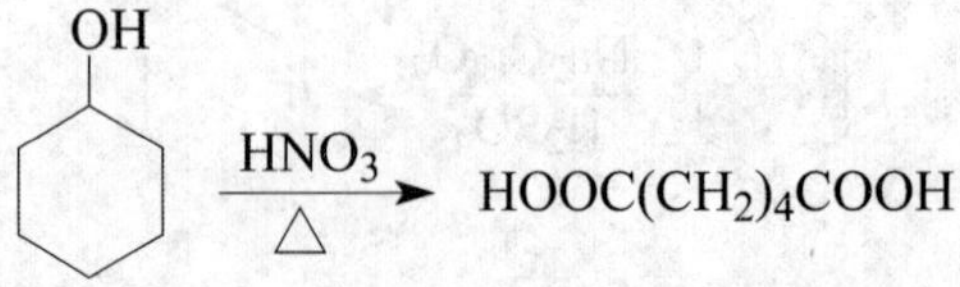

（三）主要仪器和试剂

仪器：三口烧瓶、球形冷凝管、滴液漏斗、温度计。

药品：环己醇、矾酸铵、50%硝酸。

（四）实验步骤

1. 制备

依次向100ml三口烧瓶加入50%硝酸20ml（0.21mol）及少许的矾酸铵（约0.15g），参照图1-13（c）安装已二酸制备装置，侧管接"Y"形管，"Y"形管的一端接50ml的滴液漏斗，另一端接一气体吸收装置，用碱液吸收产生的氧化氮气体。启动搅拌器，用水浴预热至50℃左右①，再从滴液漏斗慢慢滴入8ml（0.076mol）环已醇，控制滴加速度②，维持反应温度在50~60℃左右，至几乎没有红棕色气体为止。

2. 分离、提纯

稍冷后，将反应液倒入100ml烧杯中，用冰水冷却，析出白色固体。抽滤，洗涤，抽干，粗品用水重结晶，干燥，称重，计算产率（产量5~5.5g，产率68%~67%）。

3. 检验

纯已二酸为白色晶体，熔点为133℃。测定产品熔点与纯品比较。

（五）注释

① 温度过高时应停止加热，或烧瓶脱离电热套。

② 此反应为放热反应，滴加速度不宜过快，以免反应太过剧烈难以控制。

（六）思考题

为何不能用同一量筒量取硝酸和环已醇？

实验二十　对氨基苯甲酸乙酯（苯佐卡因）的制备

（一）实验目的

1. 学会多步骤合成制备苯佐卡因的原理和方法。
2. 掌握回流、过滤和结晶等基本操作技术。

（二）实验原理

苯佐卡因（Benzocaine）是对氨基苯甲酸乙酯的俗称，可作为局部麻醉剂（local anesthetics）或止痛剂（painkiller）。以甲苯为原料可以有三种不同的合成路线制备苯佐卡因。本实验采用以对硝基苯甲酸为原料，先进行酯化反应得到对硝基苯甲酸乙酯；再进行还原反应得到苯佐卡因。反应式如下：

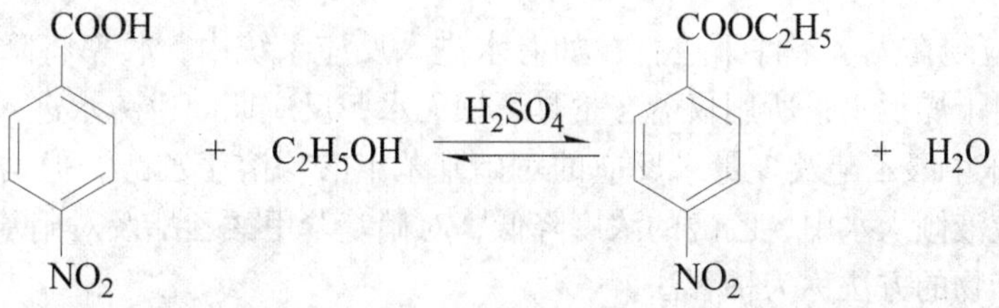

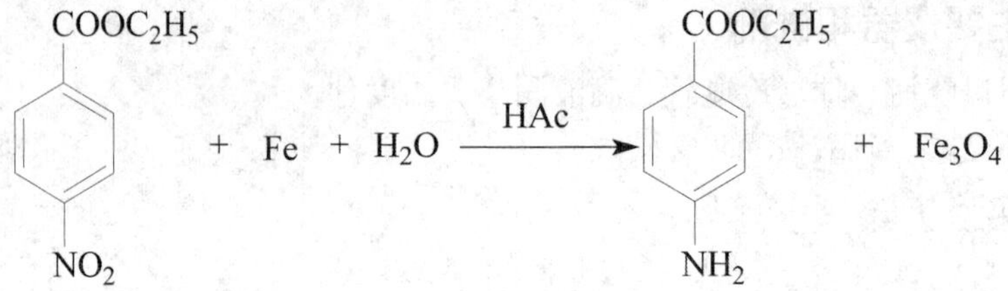

（三）主要仪器和试剂

仪器：三口烧瓶、圆底烧瓶、球形冷凝管、磁力搅拌器、干燥管、抽滤装置。

药品：对硝基苯甲酸、无水乙醇、浓硫酸、无水氯化钙、碳酸钠、铁粉、冰醋酸。

（四）实验步骤

1. 制备

（1）对硝基苯甲酸乙酯的制备（酯化）① 在干燥的 100 ml 圆底瓶中加入对硝基苯甲酸 6 g，无水乙醇 24ml，逐渐加入浓硫酸 2ml，振摇使混合均匀，装上附有氯化钙干燥管的球形冷凝器，油浴加热回流 80min（油浴温度控制在 100 ~ 120℃）；稍冷，将反应液倾入到 100ml 水中②，抽滤；滤渣移至乳钵中，研细，加入 5% 碳酸钠溶液 10ml（由 0. 5 g 碳酸钠和 10ml 水配成），研磨 5min，测 pH（检查反应物是否呈碱性），抽滤，用少量水洗涤，干燥，计算收率。

（2）对氨基苯甲酸乙酯的制备（还原） 在装有搅拌棒及球形冷凝管的 250ml 三颈瓶中，加入 35ml 水，2. 5ml 冰醋酸和已经处理过的铁粉③ 8. 6g，开动搅拌，加热至 95 ~ 98℃，反应 5min，稍冷，加入对硝基苯甲酸乙酯 6g 和 95% 乙醇 35ml，在激烈搅拌下，回流反应 90 min。稍冷，在搅拌下，分次加入温热的碳酸钠饱和溶液（由碳酸钠 3g 和水 30ml 配成），搅拌片刻，立即抽滤（布氏漏斗需预热），滤液冷却后析出结晶，抽滤，产品用稀乙醇洗涤，干燥得粗品。

2. 分离、提纯

将粗品置于装有球形冷凝管的 100ml 圆底瓶中，加入 10 ~ 15 倍（ml/g）50% 乙醇，在水浴上加热溶解。稍冷，加活性碳脱色（活性碳用量视粗品颜色而定），加热回流 20min，趁热抽滤（布氏漏斗、抽滤瓶应预热）。将滤液趁热转移至烧杯中，自然冷却，待结晶完全析出后，抽滤，用少量 50% 乙醇洗涤两次，压干，干燥，测熔点，计算收率。

3. 检验

纯苯佐卡因为白色结晶性粉末，味微苦而麻；m. p. 88 ~ 90℃；易溶于乙醇，极微溶于水。测定产品熔点与纯品比较。

（五）注释

① 酯化反应须在无水条件下进行，如有水进入反应系统中，收率将降低。无水操作的要点是：原料干燥无水；所用仪器、量具干燥无水；反应期间避免水进入反应瓶。

② 对硝基苯甲酸乙酯及少量未反应的对硝基苯甲酸均溶于乙醇，但均不溶于水。反应完毕，将反应液倾入水中，乙醇的浓度降低，对硝基苯甲酸乙酯及对硝基苯甲酸便会析出。这种分离产物的方法称为稀释法。

③还原反应中，因铁粉比重大，沉于瓶底，必须将其搅拌起来，才能使反应顺利进行，故充分激烈搅拌是铁酸还原反应的重要因素。本实验中所用的铁粉需预处理，方法为：称取铁粉10g置于烧杯中，加入2%盐酸25ml，在石棉网上加热至微沸，抽滤，水洗至pH 5~6，烘干，备用。

（六）思考题

1. 酯化反应为什么需要无水操作？
2. 铁酸还原反应的机制是什么？

实验二十一 呋喃甲酸和呋喃甲醇的制备

（一）实验目的

1. 学会利用康尼查罗（Cannizzaro）反应制备相应的醇和酸的方法。
2. 掌握搅拌、回流、萃取、洗涤、蒸馏等操作。

（二）实验原理

呋喃甲酸广泛用作合成医药、香料的中间体。本实验以呋喃甲醛为原料，利用康尼查罗（Cannizzaro）反应，在浓碱中得到呋喃甲酸和呋喃甲醇。

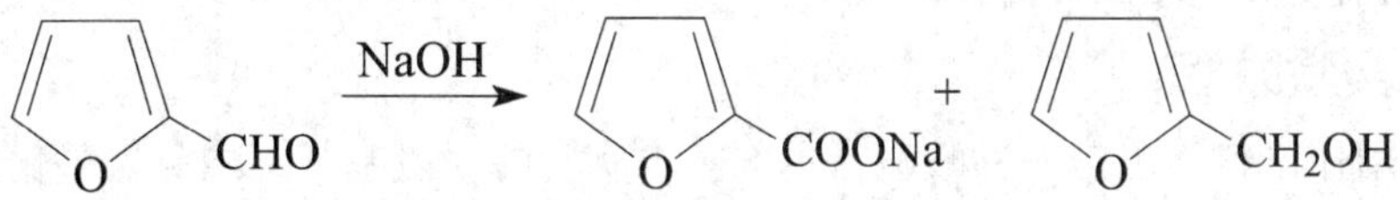

（三）主要仪器和试剂

仪器：三口圆底烧瓶、圆底烧瓶、冷凝管、搅拌器。

药品：呋喃甲醛、30%和40% NaOH、25% HCl、10% $NaHCO_3$、饱和 Na_2SO_3、无水 K_2CO_3、刚果红试剂。

（四）实验步骤

1. 制备

在100 ml三口圆底烧瓶中，加入16.5ml（0.20mol）呋喃甲醛[①]，用冰水浴冷却至5℃，参照图1-13（c）安装呋喃甲酸和呋喃甲醇制备装置，启动搅拌器，从滴液漏斗中慢慢滴加30% NaOH溶液16 ml，保持反应液温度在10℃左右[②]，约1h滴加完毕，在室温下继续搅拌0.5h，直至出现黄色浆状物沉淀。

2. 分离、提纯

加入15 ml水使沉淀恰好完全溶解为棕色溶液，用20 ml乙醚分2次萃取，合并有机层，用无水碳酸钾干燥，将干燥的有机层转移至圆底烧瓶，在水浴中蒸去乙醚，改用恒温电热套加热蒸馏，收集168~171℃馏分，称重，计算产率，纯呋喃甲醇约4.4~6.0g（产率50%~65%）。

将乙醚萃取后的水层用25% HCl酸化至刚果红试纸变为蓝色，充分冷却，得到浅黄色沉淀，抽滤，用少量冷水洗涤，抽干得到粗品。粗呋喃甲酸用水作为溶剂重结晶，干

燥，称重，计算产率，纯呋喃甲酸约4.6～6.4g（产率45%～60%）

3. 检验

纯呋喃甲醇为无色液体，n_D^{20} 为1.4861，测定产品折光率与纯品比较。呋喃甲酸为无色固体，熔点为133～134℃，测定产品熔点与纯品比较。

（五）注释

① 呋喃甲醛为无色液体，易被氧化成黑色液体，用新蒸馏的呋喃甲醛，使反应顺利进行。

② 温度高时，反应物易变成深红色，温度低则反应过慢。

（六）思考题

1. 如果不用刚果红试纸，如何判断乙醚萃取后的水层已经酸化？

实验二十二　甲基橙的制备

（一）实验目的

1. 学会利用重氮化反应和偶联反应制备甲基橙的方法。
2. 巩固盐析、重结晶等操作。

（二）实验原理

甲基橙用作染料，也是一种酸碱指示剂。本实验将对氨基苯磺酸与氢氧化钠作用得到可溶的对氨基苯磺酸钠，再通过重氮化反应制成对氨基苯磺酸的重氮盐，然后与*N*，*N*-二甲基苯胺在弱酸性介质中发生偶联反应得到甲基橙。

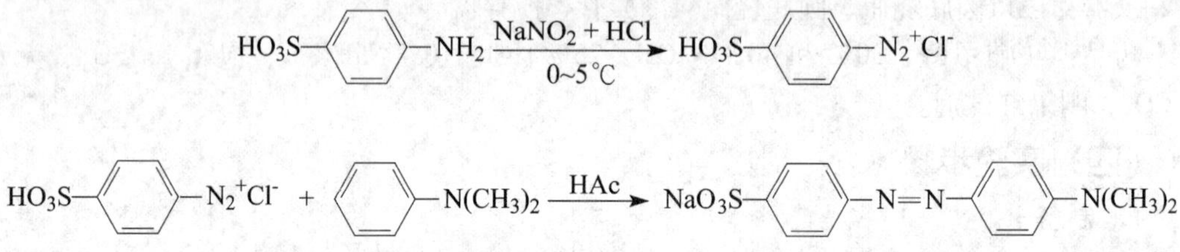

（三）主要仪器和试剂

仪器：三口烧瓶、搅拌器、温度计、滴液漏斗。

药品：对氨基苯磺酸、亚硝酸钠、*N*，*N*-二甲基苯胺、浓盐酸、冰醋酸、5% NaOH、10% NaOH、NaCl固体。

（四）实验步骤

1. 制备

（1）重氮化　在100ml烧杯中，依次加入5% NaOH溶液20ml，3.6g（0.02mol）对氨基苯磺酸，稍为加热，并搅拌，直至溶解完全①，再将烧杯置于冰水浴中冷却至0～5℃，加入10ml水，在搅拌下慢慢加入1.5g亚硝酸钠固体，使其溶解，然后转移至200ml三口烧瓶中。将20ml水和5ml浓盐酸加入滴液漏斗中，摇匀，参照图1－13（c）安装甲基橙制备装置，边搅拌边滴加，控制反应温度在0～5℃②，接近滴加完毕时，用淀粉－碘化钾试纸检验，直至试纸显蓝色时停止滴加③，反应液在冰水浴中放置15min，以使反应完全，此时有重氮盐白色粉状沉淀析出。

（2）偶联　将3g *N*，*N*-二甲基苯胺和2ml冰醋酸在试管中充分混合均匀，在不断搅拌下，将此溶液慢慢加入上述冷却的重氮盐溶液中，立即生成橙红色的甲基橙。加完后继续搅拌10min，使反应完全。

2. 分离、提纯

在冷却下边搅拌边滴入10% NaOH溶液25～30ml，直至pH试纸显碱性，将反应液加热5min，使甲基橙溶解。加入10gNaCl固体，在冰水浴中冷却，使甲基橙晶体析出完全，抽滤，用少量水、乙醇洗涤，抽干，得到粗甲基橙。粗品用水作为溶剂重结晶（每克粗品约需水25ml），可得纯品，称重，计算产率，产量4.3～4.5g（产率65%～68%）。

3. 检验

纯甲基橙为橙红色片状晶体，测定产品熔点与纯品比较。

（五）注释

① 对氨基苯磺酸是两性化合物，其酸性比碱性强，能形成酸性钠盐，它易与碱作用生成可溶的钠盐。

② 重氮化反应必须在低温下进行，若反应温度高于5℃，则重氮盐易分解成酚，会降低产率。

③ 若试纸不显蓝色，尚需补加亚硝酸钠溶液。

（六）思考题

1. 重氮化反应为什么要在0～5℃下进行？
2. 甲基橙在酸、碱介质中颜色如何变化？

实验二十三　从茶叶中提取咖啡因

（一）实验目的

1. 学会从茶叶中提取咖啡因的实验方法。
2. 巩固萃取、蒸馏、抽滤等基本操作。

（二）实验原理

茶叶中含有咖啡因、儿茶素和茶碱等多种天然成分，咖啡因含量约1%～5%，具有兴奋中枢神经系统、心肌，松弛平滑肌和利尿等作用。咖啡因也称咖啡碱，是茶叶中的主要生物碱，含结晶水的咖啡因为白色针状晶体，溶于水、乙醇、氯仿、丙酮等。在100℃时失去结晶水，开始升华，120℃时升华显著，178℃以上升华加快。

利用咖啡因溶于水和醇的性质，可用热水或醇从茶叶中提取咖啡因，然后蒸去溶剂，得粗咖啡因，再利用升华法将咖啡因与其他生物碱等杂质分离而提纯。

（三）主要仪器和试剂

仪器：150ml圆底烧瓶、电热套、直形冷凝管、抽滤装置、蒸馏装置。

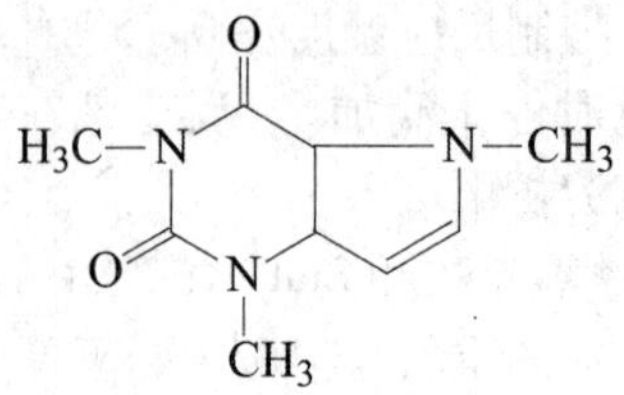

1，3，7-三甲基-2，6-二氧嘌呤（咖啡因）的结构式

药品：茶叶末、95%乙醇、生石灰。

（四）实验步骤

1. 制备

称取茶叶末5g放入150ml圆底烧瓶中，加入95%乙醇50ml，并加入几粒沸石，参照图1－8安装咖啡因制备装置，用电热套加热回流1.5h。

2. 分离、提纯

稍冷却后抽滤，滤液用普通蒸馏法蒸馏回收大部分的乙醇。再将残液倾入蒸发皿中，拌入生石灰2~3g①，置蒸气浴上慢慢蒸干，移至石棉网上用小火加热，取一只与蒸发皿大小合适的玻璃漏斗，将其倒罩在蒸发皿上，中间用扎有小孔的滤纸隔开，用沙浴小心加热升华②，可分离得到纯咖啡因。

3. 检验

咖啡因为白色针状晶体粉末，熔点为234.5℃。测定产品熔点与纯品比较。

（五）注释

① 生石灰起吸水和中和作用，以除去部分杂质。

② 升华操作是本实验的关键，在升华过程中始终要控制温度，用小火加热，如果温度过高，会使天然产物碳化。

（六）思考题

如果采用索氏提取法从茶叶中提取咖啡因有什么优点？

（陈任宏）

第四章　有机化合物性质实验

实验二十四　烃及卤代烷的化学性质

（一）目的要求

1. 验证烷烃、烯烃、炔烃、芳香烃及卤代烷的主要化学性质并加深对其的理解。
2. 掌握试管反应的基本操作。

（二）实验原理

烷烃是饱和碳氢化合物，一般情况下性质很稳定，只有在特殊条件下才可发生取代反应等。可以用液体石蜡作为烷烃的代表来鉴定烷烃的性质。

烯烃、炔烃属于不饱和烃，其最主要的性质易于发生加成反应和氧化反应。炔烃的加成反应是分两步进行的，而且叁键上含有氢的炔烃能生成金属炔化物，可用此反应特性把叁键上含有氢的炔烃与其他炔烃和烯烃区别开来。

芳香烃的化学性质与饱和烃及不饱和烃均不相同，它具有芳香性，通常情况下不易氧化，不易加成，不易开环，而易于发生亲电取代反应。苯环很难被氧化，但苯环上连有的侧链则易被氧化，因此苯的同系物如甲苯、乙苯等较苯易被氧化，在酸性高锰酸钾或重铬酸钾等强氧化剂作用下生成苯甲酸。

可用硝酸银－乙醇溶液试验比较卤代烷的相对活泼性，从而可推测卤代烷的可能结构。

$$RX + AgNO_3 \longrightarrow AgX\downarrow + RONO_2$$

反应由于受电子效应和空间效应的影响，三级卤代烷易按 S_N1 机制反应；一级卤代烷易按 S_N2 机制反应；而二级卤代烷则介于两者之间，可以按 S_N1 亦可按 S_N2 机制反应，反应条件不同，倾向性可不同。三者之间相对活泼性为：三级 > 二级 > 一级。

苯甲型卤化物和烯丙型卤化物，在 α-碳上带有苯环或双键，体系比较稳定，卤原子易离去，对于以上试验表现特别活泼，介于 S_N1 与 S_N2 之间。卤素直接连接于双键时，由于共轭作用，卤原子不易离去，故乙烯型卤化物表现稳定。离子键的卤化物、酰卤等活性最高，极易生成卤化银沉淀。两个以上卤原子同连在一个碳原子上（如氯仿等），不与硝酸银溶液反应。相同结构中，不同的卤原子作为离去基团的反应性为：RI > RBr > RCl > RF。不少氯代烃或溴代烃能与碘化钠的丙酮溶液反应生成氯化钠和溴化钠，由于碘化钠溶于丙酮中，而氯化钠和溴化钠都不溶于丙酮而析出，由此可鉴定氯代烃或溴代烃。

$$RCl + NaI \xrightarrow{\text{丙酮}} RI + NaCl\downarrow$$

$$RBr + NaI \xrightarrow{\text{丙酮}} RI + NaBr\downarrow$$

活泼卤代烷通常在3min内生成沉淀，中等活性的卤代烷温热时才生成沉淀，乙烯型卤化烷和芳基卤即使加热也不产生沉淀。

（三）实验仪器和药品

仪器：试管、烧杯、酒精灯、试管。

药品：液体石蜡、3%溴的四氯化碳溶液、松节油、0.5%高锰酸钾溶液、苯、甲苯、3mol/L硫酸、浓硫酸、浓硝酸、5%氢氧化钠、稀硝酸、汽油、5%硝酸银、稀氨水、2% Cu_2Cl_2、碳化钙、饱和食盐水、正氯丁烷、仲丁基氯、叔丁基氯、氯化苄、氯苯、正溴丁烷、仲丁基溴、溴苯。

（四）实验步骤

1. 烷烃的性质

（1）与溴反应　取干燥小试管2支，各加入液体石蜡10滴和3%溴的四氯化碳溶液5滴，将其中一管放入柜内暗处，另一管放日光下，经10~20min后，将两管比较、记录溴的颜色是否褪去或变浅，并加以解释[①]。

（2）与高锰酸钾反应　在一支试管中加入液体石蜡1ml和0.5%高锰钾溶液10滴，3mol/L硫酸2滴，摇匀，观察高锰酸钾颜色是否褪去，记下结果，解释之。

2. 烯烃的性质

（1）与溴反应　在试管中加入松节油（可以作为烯烃的代表来检验烯烃的性质）10滴，然后逐滴加入3%溴的四氯化碳溶液，边加边摇，观察现象。

（2）与高锰酸钾反应　在一试管中加入松节油10滴，0.5%高锰钾溶液10滴，3mol/L硫酸5滴，摇匀，观察颜色变化，并与液体石蜡比较。

3. 炔烃的性质

（1）与溴反应　将乙炔[②]通入预先盛有1.5ml 3%溴的四氯化碳溶液的试管中，观察反应现象。

（2）与高锰酸钾反应　将乙炔通入预先盛1.5ml 0.5%高锰酸钾溶液的试管中，观察反应现象。

（3）与硝酸银氨溶液的反应　将乙炔通入盛有1ml 硝酸银氨溶液的试管中，观察有什么现象发生[③]。

（4）与氯化亚铜氨溶液的反应　将乙炔通入盛有1ml 氯化亚铜的氨溶液的试管中，观察发生的现象[④]。

4. 芳香烃的性质

（1）硝化　取干燥大试管一支，加入1ml浓硫酸，慢慢滴入1ml浓硝酸，边加边摇，边用冷水冷却，然后取1ml苯，慢慢滴入此混合酸中，每加2~3滴加以振荡，如果放热太多温度升高（烫手）时，用冷水冷却试管[⑤]，待苯全部加完后，再继续振荡5min，然后把试管内容物倒入盛有20ml普通水的小烧杯中，观察现象，并小心嗅其气味[⑥]。

（2）磺化　在一干燥的大试管中加入甲苯10滴，然后小心滴入浓硫酸1ml，这时，管内液体分成两层，小心摇匀后，将试管放入沸水浴中加热，并不时取出摇匀试管内的溶液，待甲苯与浓硫酸不分层而成均一状态时，表示反应已完成。取出试管，用水冷却，将管内的反应液倒进一盛有15ml水的小烧杯中，观察生成物能否溶于水（如反应不完全，剩余的甲苯不溶于水）。

（3）芳香烃氧化反应的比较　在两支小试管，分别加入0.5%高锰酸钾10滴，3mol/L硫酸10滴，振摇使它们充分混合，然后各加苯、甲苯10滴，将试管在水浴中加热，振摇5min后，静置，观察现象，并说明原因。

5. 卤代烷的性质

（1）硝酸银试验　取5支洗净、并用蒸馏水冲洗过的干燥试管⑦，将试管编号，用滴管分别加入4～5滴正氯丁烷、仲丁基氯、叔丁基氯、氯化苄、氯苯，然后在每支试管中再分别加入2ml 1%的硝酸银－乙醇溶液，仔细观察生成卤化银沉淀的时间并作记录。10min后，将未产生沉淀的试管在70℃水浴上加热5min左右，观察有无沉淀生成。根据试验结果请排列以上卤代烷反应活性次序，并说明原因。

（2）碘化钠（钾）试验　在洁净干燥的6支编号试管中⑦分别加入1ml 15%碘化钠－丙酮溶液，分别加入2～4滴正氯丁烷、仲丁基氯、叔丁基氯、正溴丁烷、仲丁基溴、溴苯振荡，记录每一支试管生成沉淀所需的时间。若5min内仍无沉淀生成，可将试管置于50℃水浴中温热，在6min末，将试管冷至室温，观察反应情况，记录结果。

（五）注释

① 若光线不够强时，可放置更长时间再观察。

② 乙炔的制备方法：取一带导管的干燥支试管，支试管配上带有滴管的塞子，在滴管内装入饱和食盐水适量。在试管内放入2～3g碳化钙，盖紧塞子，再慢慢滴入少许饱和食盐水，水与管中碳化钙作用，生成的乙炔即由导管引出，若停止滴水，则反应会逐渐停止（水与碳化钙作用生成乙炔的反应很剧烈，改用饱和食盐水后，可有效地减缓反应，平稳而均匀地产生乙炔气流）。

③ 通入乙炔，立即生成白色炔化银沉淀，但因乙炔中夹杂有硫化氢，砷化氢等不易除尽，常夹有黑色及黄色沉淀，使沉淀呈灰白或黄色，另外，通乙炔至明显沉淀生成时，应立即停止通气，否则将生成大量的炔化银，处理不便。

④ 干燥的炔化银、炔化铜均有高度的爆炸性。为避免爆炸的危险。实验完毕后，金属炔化物沉淀应加入稀硝酸立即销毁，不得随便弃置。

⑤ 硝化反应时，若温度超过60℃，硝酸将分解，部分会挥发逸去。

⑥ 硝基苯为淡黄色油状液体，有毒，不可久嗅。实验完毕应将硝基苯倒入指定的回收瓶中。

⑦ 所用试管一定要用蒸馏水冲洗1～2次，且经干燥过，否则由于自来水中含有微量的离子（X^-、CO_3^{2-}等）与硝酸银－乙醇溶液反应生成沉淀，干扰试验结果。

（六）思考题

1. 烷烃的卤代反应为什么不用溴水，而用溴的四氯化碳溶液？
2. 具有什么结构的炔烃能生成金属炔化物？
3. 比较甲烷、乙烯、乙炔的结构特征及化学性质。
4. 芳环上和芳烃侧链上均可发生卤代反应，它们的反应机制是否一样？

实验二十五 醇、酚、醚的化学性质

（一）目的要求

1. 加深对醇、酚、醚化学性质的理解。

2. 比较醇和酚之间化学性质的差异，加深对分子中原子之间相互影响的理解。

3. 掌握苯酚、乙醚纯度的检验方法。

（二）基本原理

低级醇易溶于水，随着烃基的增大，水溶性逐渐降低。多元醇由于分子中羟基增多，水溶性增大，而且由于羟基间的相互影响，羟基中氢具有一定程度的酸性，可与某些金属氢氧化物发生类似中和作用的反应，生成类似盐类的产物。

醇中羟基的构造与水相似，羟基中的氢原子不能游离，但易被活泼金属取代而生成醇淦。

伯醇能被氧化生成醛，仲醇能被氧化生成酮，它们进一步氧化则可生成羧酸。叔醇不易被氧化。

酚的羟基由于与苯环直接相连，形成 $p-\pi$ 共轭体系，使羟基中氢氧键的极性增大，酚羟基中氢原子易电离为氢离子，因此酚具有弱酸性，又由于 $p-\pi$ 共轭效应的影响，使苯环上处于羟基邻位或对位上的氢更加活泼，容易被取代。

酚很容易被氧化。

醚在一般情况下是比较稳定的，但它也可以发生一些特有的反应。如醚能溶于强酸中而生成锌盐；醚与空气长久接触，易氧化生成过氧化醚。

乙醚是最常用的醚，易挥发，易燃烧。过氧化乙醚在受热或受到冲击时，非常容易爆炸，因此在蒸馏乙醚时不能蒸干，以防止发生意外。

（三）仪器和药品

仪器：镊子、小刀、试管、酒精灯。

药品：无水乙醇、异戊醇、甘油、乙二醇、异丙醇、叔丁醇、正丁醇、仲丁醇、0.5%高锰酸钾、0.5%氢氧化钠、卢卡斯试剂、2%硫酸铜、金属钠、酚酞溶液、3mol/L 硫酸、苯酚（固）、5%碳酸氢钠、1%苯酚、1% α-萘酚、1%间苯二酚、1%三氯化铁、饱和溴水、5 %碳酸氢钠、1%碘化钾、乙醚（未纯化）、纯乙醚。

（四）实验步骤

1. 醇的性质

（1）醇的溶解度　取4支试管分别加入6滴乙醇、异戊醇、甘油、乙二醇，并分别沿管壁加入25滴水，然后振荡各试管后静置，观察有何现象发生，并解释原因。

（2）醇的氧化 取3支试管，各加入0.5%高锰酸钾溶液3滴，5%氢氧化钠溶液1滴，然后在此3支试管中，依次分别加入2滴乙醇、异丙醇、叔丁醇，将混合液摇匀，观察各试管颜色有何变化。

（3）卢卡斯试验[①] 在3支干燥的试管中各加入20滴卢卡斯试剂，然后在各试管中分别加入3～5滴正丁醇、仲丁醇、叔丁醇，振荡之，记录各试管出现混浊或分层的时间。

（4）多元醇的酸性 取2支试管，各加入2%硫酸铜溶液6滴及5%氢氧化钠溶液8滴，使氢氧化铜完全沉淀，在振荡下分别加入2滴甘油和95%的乙醇，观察结果，并加以比较。

（5）醇涂的生成 在1支干燥试管中加入1ml无水乙醇，并投入一小块（绿豆大小）刚刚切开的金属钠，观察有何现象。待金属钠完全消失后（一定要完全消失），往试管中加入2ml水，并滴入1滴酚酞溶液，观察有什么现象发生，并解释原因。

2. 酚的性质

（1）苯酚的酸性 取固体苯酚[②]少许（约0.6g）于试管中，加水4ml，振摇使其成乳浊状（说明苯酚难溶于水），将乳浊液分为两份。在第一份中逐滴加入5%氢氧化钠溶液至溶液澄清为止（此时生成何物?），然后在此澄清液中逐滴加入3mol/L硫酸至溶液呈酸性，观察有何变化。在第二份乳浊液中加入5%碳酸氢钠溶液，观察溶液是否澄清，并解释原因。

（2）溴代反应 取1%苯酚溶液4滴于1支试管中，慢慢加入饱和溴水6滴，并不断振荡，观察有何现象发生。

（3）与三氯化铁的反应[③] 取试管4支，分别加入1%苯酚溶液、1% α-萘酚，1%间苯二酚、1%乙醇溶液各5滴，然后于每支试管中加入1%三氯化铁溶液1滴，观察所呈现的颜色。

3. 乙醚纯度的检验

取试管2支，各加入2滴3mol/L硫酸，20滴1%碘化钾溶液，然后在其中一管加入纯乙醚20滴，另一管加入不纯乙醚20滴，用力振摇，有过氧化物存在的乙醚层很快变为黄色或棕黄色，表示有碘游离出来。

（五）注释

① 卢卡斯试验适用于含3～6个碳原子的醇，因为少于6个碳原子的醇都能溶于盐酸－氯化锌溶液中，而多于6个碳原子的醇则不溶，故不能借此检验。而1～2个碳原子的醇，由于产物的挥发性，此法也不适合。

② 苯酚对皮肤有很强的腐蚀性，使用时切勿与皮肤接触，万一碰到皮肤可用水冲洗，再用乙醇棉球擦洗。

③ 三氯化铁试验为酚类与烯醇类化合物的特性反应，但亦有些酚类并不产生颜色，故阴性反应并不能证明无酚基存在。

（六）思考题

1. 伯、仲、叔醇与卢卡斯试剂的反应性有什么差异?
2. 苯酚为什么比苯易于发生亲电取代反应?
3. 怎样检验乙醚的纯度?
4. 在蒸馏乙醚时，应注意什么问题?

实验二十六　醛和酮的化学性质

（一）目的要求

1. 验证醛和酮的主要化学性质。
2. 掌握醛和酮的鉴别方法。

（二）基本原理

醛和酮分子中都含有羰基，因而具有许多相似的化学性质。如羰基上的加成和还原反应及α-活泼氢的卤代反应等。由于羰基所连的基团不同，又使醛和酮具有不同的性质，如醛能被弱氧化剂托伦试剂和费林试剂氧化，能与希夫试剂产生颜色反应等，而酮则不能，借此可区别醛与酮。甲醛与希夫试剂所产生的颜色加硫酸后不消失，而其他醛所产生的颜色加硫酸后则退去，因此该试剂也可将甲醛与其他醛区分开。乙醛、甲基酮（CH_3COR）、乙醇及具有 CH_3CH（OH）R 结构的醇均可发生碘仿反应。

（三）仪器和药品

仪器：试管、烧杯、酒精灯、试管夹、石棉网等。

药品：40%甲醛、乙醛、苯甲醛、丙酮、苯乙酮、乙醇、异丙醇、2，4-二硝基苯肼试剂、饱和亚硫酸氢钠溶液、碘试剂、5%氢氧化钠溶液、2%硝酸银溶液、2%氨水、品红亚硫酸试剂（希夫试剂）、费林试剂 A 和 B。

（四）实验步骤

1. 与2，4-二硝基苯肼反应[①]

在3支试管中，分别加入2滴乙醛、苯甲醛、丙酮和10滴2，4-二硝基苯肼试剂，充分振摇后，静置片刻，观察和记录反应现象并解释之。若无沉淀析出，可微热1min，冷却后再观察。有时为油状物，可加1～2滴乙醇，振摇促使沉淀生成。

2. 与亚硫酸氢钠反应[②]

在3支干燥的试管中，分别加入1ml新配制的饱和亚硫酸氢钠溶液和5滴苯甲醛、苯乙酮、丙酮，边加边用力振摇，观察和记录反应现象并解释之。如无晶体析出，可用玻璃棒摩擦试管壁或将试管浸入冰水中冷却后再观察。

3. 碘仿反应[③]

在5支试管中分别加入1ml水和10滴碘试液，再分别加入5滴乙醛、丙酮、苯乙酮、乙醇、异丙醇，边摇边逐滴加入5%氢氧化钠溶液至碘色恰好退去，观察和记录反应现象并解释之。若无沉淀析出，可在温水浴中温热数分钟，冷却后再观察。

4. 与托伦（Tollens）试剂反应[④]

在3支洁净的试管中分别加入10滴2%的硝酸银溶液和2滴5%的氢氧化钠溶液，边摇边逐滴加入2%氨水至产生的沉淀恰好溶解为止。再分别加入5滴40%甲醛、乙醛、丙酮，摇匀后，在50～60℃水浴中加热数分钟，观察和记录反应现象并解释之。

5. 与费林（Fehling）试剂反应[⑤]

在4支试管中，分别加入 Fehling 试剂 A 和 B 各10滴，再分别加入3滴40%甲醛、苯甲醛、丙酮、乙醛，摇匀后，在沸水浴中加热数分钟，观察和记录反应现象并解释之。

6. 与希夫（Schiff）试剂反应⑥

在4支试管中，分别加入希夫试剂10滴和3滴40%甲醛、乙醛、丙酮、苯甲醛，摇匀后，在显色的试管中，边摇边逐滴加入浓硫酸，观察和记录反应现象并解释之。

（五）注释

① 2，4-二硝基苯肼试剂的配制　将3g 2，4-二硝基苯肼溶于15ml浓硫酸，将此酸性溶液慢慢加入到70ml 95%乙醇中，再用蒸馏水稀释到100ml，过滤。滤液保存于棕色试剂瓶中。

② 低分子量羰基化合物与亚硫酸氢钠的加成产物能溶于稀酸中，不易得到结晶。由于芳香族甲基酮的空间位阻较大，与亚硫酸氢钠作用甚慢或不起作用。

③ 滴加碱后溶液必须呈淡黄色，应有微量碘存在，若已成无色可反滴碘试液；醛和酮不宜过量，否则会使碘仿溶解；碱若过量，会使碘仿分解。

④ 易被氧化的糖类及其他还原性物质均可与托伦试剂作用。试管必须十分洁净，否则不能生成银镜，仅出现黑色絮状沉淀。反应时必须水浴加热，否则会生成具有爆炸性的雷酸银（AgON ═ C）。实验完毕，试管用稀硝酸洗涤。

⑤ 脂肪醛、α-羟基酮（如还原糖）、多元酚等均可与费林试剂反应。芳香醛、酮类则不反应。反应结果决定于还原剂（如醛）浓度的大小及加热时间的长短，可能析出Cu_2O（红色）、$Cu_2(OH)_2$（黄色）或Cu（暗红色）。因此，有时反应液的颜色变化为：绿色（由淡蓝色的氢氧化铜与黄色的氢氧化亚铜混合所致）→黄色→红色沉淀。甲醛尚可将氧化亚铜还原为暗红色的金属铜。

⑥ 某些酮和不饱和化合物及易吸附SO_2的物质能使希夫试剂恢复品红原有的桃红色，不应作为阳性反应。反应时，不能加热，溶液中不能含有碱性物质和氧化剂，否则SO_2逸去，使试剂变回原来品红的颜色，干扰鉴别。故宜在冷溶液及酸性条件下进行。

（六）思考题

1. 哪些试剂可用以区别醛类和酮类？

2. 试述碘仿反应应用的范围，下列化合物有无碘仿反应？

（1）$C_6H_5COCH_2CH_3$　　（2）$CH_3CH(OH)CH_2CH_3$

（3）CH_3CH_2CHO　　（4）CH_3CH_2OH

3. 用简单的化学方法鉴别下列化合物。

苯甲醛、甲醛、乙醛、丙酮、异丙醇

实验二十七　羧酸的化学性质

（一）目的要求

1. 验证羧酸的化学性质。

2. 掌握羧酸的鉴别方法。

(二) 基本原理

羧酸均有酸性，与碱作用生成羧酸盐。羧酸的酸性比盐酸和硫酸弱，但比碳酸强，因此可与碳酸钠或碳酸氢钠成盐而溶解。饱和一元羧酸中甲酸的酸性最强，二元羧酸中草酸的酸性最强。羧酸和醇在浓硫酸的催化下发生酯化反应，生成有香味的酯。在适当的条件下羧酸可发生脱羧反应。甲酸分子中含有醛基，具有还原性，可被高锰酸钾或托伦试剂氧化。由于两个相邻羧基的相互影响，草酸易发生脱羧反应和被高锰酸钾氧化。

(三) 仪器和药品

仪器：试管、烧杯、酒精灯、试管夹、带软木塞的导管等。

药品：冰醋酸、草酸、苯甲酸、异戊醇、水杨酸、10%甲酸、10%乙酸、10%草酸、10%苯酚、5%氢氧化钠溶液、5%盐酸、0.05%高锰酸钾溶液、5%碳酸钠溶液、浓硫酸、饱和石灰水、pH试纸。

(四) 实验步骤

1. 酸性

(1) 用干净的玻璃棒分别沾取10%乙酸、10%甲酸、10%草酸、10%苯酚于pH试纸上，观察和记录其pH并解释之。

(2) 在2支试管中分别加入0.1g苯甲酸、水杨酸和1ml水，边摇边逐滴加入5%氢氧化钠溶液至恰好澄清，再逐滴加入5%盐酸溶液，观察和记录反应现象并解释之。

(3) 在2支试管中分别加入0.1g苯甲酸、水杨酸，边摇边逐滴加入5%碳酸钠溶液，观察和记录反应现象并解释之。

2. 酯化反应①

在干燥的试管中加入冰醋酸和异戊醇各1ml，边摇边逐滴加入10滴浓硫酸，将试管放入60~70℃水浴中加热10 min（勿使管内液体沸腾），取出试管待其冷却后加入2ml水，注意所生成酯的气味。记录有何气味和现象并解释之。

3. 脱羧反应

在2支干燥的试管中，分别加入1g草酸、水杨酸，用带导管的塞子塞紧，将试管口略向下倾斜地夹在铁架上，把导管出口插入盛有1ml饱和石灰水的试管中，然后用直火加热，观察和记录反应现象并解释之。实验结束时，先移去石灰水试管，再移去火源，以防石灰水倒吸入灼热的试管中而炸裂。

4. 氧化反应

(1) 在洁净的试管中，加入10滴10%甲酸溶液，边摇边逐滴加入5%氢氧化钠溶液至呈碱性，再加入10滴新配制的托伦试剂，水浴加热，观察和记录反应现象并解释之。

(2) 在3支试管中分别加入1ml 10%甲酸、10%乙酸、10%草酸，边摇边逐滴加入0.05%高锰酸钾溶液，若不褪色，将3支试管同时放入水浴中加热，观察和记录反应现象并解释之。

(五) 注释

① 酯化反应温度不能过高，若超过乙酸异戊酯和异戊醇的沸点，会引起两者挥发，使现象不明显。

（六）思考题

1．做脱羧实验时，若将过量的二氧化碳通入石灰水中时将会出现什么现象？

2．甲酸是一元羧酸，草酸是二元羧酸，它们都有还原性，可以被氧化。其他的一元羧酸和二元羧酸是否也能被氧化？

实验二十八　羧酸衍生物及取代羧酸的化学性质

（一）目的要求

1．验证羧酸衍生物及取代羧酸的主要化学性质。

2．掌握羧酸衍生物及取代羧酸的鉴别方法。

（二）基本原理

羧酸衍生物一般指的是酯、酸酐、酰卤和酰胺类化合物。它们的分子中都含有酰基，因而具有相似的化学性质，如都可发生水解、醇解和氨（胺）解反应。由于酰基上所连的基团不同，而使其反应活性不同，其活性顺序为：酰卤 > 酸酐 > 酯 > 酰胺。

重要的取代羧酸有羟基酸和酮酸。它们的酸性均比相应的羧酸强。乙酰乙酸乙酯是由酮式和烯醇式两种互变异构体共同组成的混合物，因此它既有酮的性质，如能与2，4-二硝基苯肼反应生成橙色的2，4-二硝基苯腙沉淀，又有烯醇的性质，如能使溴水褪色，与三氯化铁溶液作用发生显色反应等。

（三）仪器和药品

仪器：试管、烧杯、酒精灯、试管夹等。

药品：乙酰氯、乙酸酐、乙酸乙酯、正丁醇、乙酰胺、10%乙酰乙酸乙酯乙醇溶液、饱和溴水、2%硝酸银溶液、3mol/L硫酸、10%氢氧化钠溶液、无水乙醇、饱和碳酸钠溶液、1%三氯化铁溶液、10%氢氧化钾乙醇溶液、红色石蕊试纸。

（四）实验步骤

（一）羧酸衍生物的性质

1．水解反应

（1）酰卤的水解　在盛有1ml水的试管中，沿管壁慢慢加入5滴乙酰氯①，略加摇动，观察和记录反应现象并解释之。待反应结束后，再加入2滴2%硝酸银溶液，观察有何变化。

（2）酸酐的水解　在盛有1ml水的试管中，加入5滴乙酐，摇匀后，在温水浴中加热数分钟，用石蕊试纸试之，有何气味和现象并解释之。

（3）酯的水解　在3支试管中，分别加入1ml乙酸乙酯和1ml水，再在一支试管中加入1ml稀硫酸，在另一支试管中加入1ml 10%氢氧化钠溶液，摇匀后将3支试管同时放入60～70℃水浴中，边摇边观察混合液是否变为澄清，试解释之。

（4）酰胺的水解　在2支试管中，各加入0.5g乙酰胺，在一支试管中加入1ml 10%氢氧化钠溶液，另一支试管中加入1ml稀硫酸，煮沸，并将湿润的红色石蕊试纸放在试管口，有何气味和现象并解释之。

2. 醇解反应

（1）酰卤的醇解 在干燥的试管中加入 15 滴无水乙醇，边摇边逐滴加入 10 滴乙酰氯，待试管冷却后，慢慢加入 2ml 饱和碳酸钠溶液，静置后观察现象并嗅其气味。

（2）酸酐的醇解 在干燥的试管中，加入 15 滴无水乙醇和 10 滴乙酐，再加入 1 滴浓硫酸，振摇，待试管冷却后，慢慢加入 2ml 饱和碳酸钠溶液，静置后观察现象并嗅其气味。

（二）取代羧酸的化学性质

1. 氧化反应

在试管中加入 10 滴乳酸，边摇边逐滴加入 0.05% 高锰酸钾溶液，有何现象并解释之。

2. 乙酰乙酸乙酯酮式—烯醇式互变异构

（1）在试管中加入 10 滴 2，4-二硝基苯肼试剂和 3 滴 10% 乙酰乙酸乙酯，观察和记录反应现象并解释之。

（2）在试管中加入 10 滴 10% 乙酰乙酸乙酯和 1 滴 1% 三氯化铁溶液，有紫色出现，边摇边逐滴加入数滴饱和溴水，紫色褪去，稍待片刻紫色又出现，试解释之。

（五）注释

① 乙酰氯很活泼，与水或醇反应均较剧烈，应注意安全。试管口不能对准人，特别不能对着眼睛。

（六）思考题

1. 为什么酯、酰卤、酸酐、酰胺的水解反应速度不同?
2. 用简单的化学方法鉴别乙酰氯、乙酸酐、乙酸乙酯、乙酰胺。

实验二十九 胺的化学性质

（一）目的要求

1. 验证胺类化合物的主要化学性质。
2. 掌握胺类化合物的鉴别方法。

（二）基本原理

胺类化合物具有碱性，能与酸作用生成盐。伯胺和仲胺能起酰化反应，生成相应的酰胺，而叔胺则不能，故可利用酰化反应区别之。伯胺和仲胺还可与苯磺酰氯反应生成苯磺酰胺，但叔胺则不发生反应。伯胺所生成的苯磺酰胺可溶于氢氧化钠溶液中，故此试验可用于鉴别伯、仲、叔三种胺。脂肪胺和芳香胺与亚硝酸反应生成不同的产物，也可用于胺类化合物的鉴别。芳伯胺在低温和强酸性水溶液中可与亚硝酸发生重氮化反应，其产物能进一步与酚或芳香胺发生偶联反应。芳香胺类容易被氧化，在不同的条件下，生成有颜色的复杂化合物。芳香胺容易发生取代反应，如苯胺与溴水反应生成2，4，6-三溴苯胺的白色沉淀。

尿素是一种特殊的酰胺。将尿素加热至熔点以上则生成缩二脲。缩二脲在碱性溶液中与稀硫酸铜作用产生紫红色反应，该反应叫做缩二脲反应。凡含有两个以上酰胺键（肽键）的化合物均有此反应。

（三）仪器和药品

仪器：试管、烧杯、试管夹、温度计、酒精灯等。

药品：苯胺、*N*-甲基苯胺、*N*，*N*-二甲基苯胺、苄胺、甲胺、尿素、10%氢氧化钠溶液、10%亚硝酸钠溶液、1%硫酸铜溶液、浓盐酸、饱和溴水、β-萘酚碱液、乙酰氯、苯磺酰氯、pH试纸、红色石蕊试纸、0.05%高锰酸钾溶液。

（四）实验步骤

1. 碱性

在3支试管中分别加入10滴苯胺、苄胺、甲胺和2ml水，充分振摇后，观察是否溶解。用pH试纸和红色石蕊试纸检测是否为碱性。最后滴加浓盐酸至显酸性，观察和记录反应现象并解释之。

2. 酰化反应

在3支干燥的试管中分别加入5滴苯胺、*N*-甲基苯胺、*N*，*N*-二甲基苯胺，再沿管壁慢慢加入5滴乙酰氯，摇匀后，观察和记录反应现象并解释之。若观察不出变化，可将试管温热2min，冷却后再加20滴水和10%氢氧化钠溶液至显碱性，再观察。

3. 与亚硝酸反应①

在3支试管中分别加入5滴甲胺、*N*-甲基苯胺、*N*，*N*-二甲基苯胺和10滴浓盐酸，于冰水中冷却至0～5℃，边摇边慢慢加入5滴10%亚硝酸钠溶液，观察和记录反应现象。加入10% NaOH溶液呈碱性后，再观察有何变化并解释之。

4. 重氮化反应和偶联反应②

在试管中加入6滴苯胺、1ml水和10滴浓盐酸，混匀后将试管放入冰水中冷却至0～5℃，边摇边逐滴加入10%亚硝酸钠至使碘化钾淀粉试纸变蓝色为止。将混合液分为两份，一份微热，另一份中逐滴加入10% β-萘酚碱溶液2～3滴，观察和记录反应现象并解释之。

5. 兴斯堡（Hinsberg）试验③

在3支试管中分别加入5滴苯胺、*N*-甲基苯胺、*N*，*N*-二甲基苯胺，再分别加入1.5ml 10%氢氧化钠溶液和5滴苯磺酰氯，塞住管口，用力振摇，并温热至不再有苯磺酰氯气味为止。冷却后观察和记录反应现象并解释之④。边摇边逐滴加入浓盐酸至酸性，再观察有何变化。

6. 与溴水反应

在3支试管中分别加入2滴苯胺、*N*-甲基苯胺、*N*，*N*-二甲基苯胺和5滴蒸馏水，边摇边逐滴加入饱和溴水3滴，观察和记录反应现象并解释之。

7. 氧化反应

在3支试管中分别加入3滴苯胺、*N*-甲基苯胺、*N*，*N*-二甲基苯胺，再分别加入2滴

10%氢氧化钠溶液和3滴0.05%高锰酸钾溶液，摇匀后于水浴中温热，观察和记录反应现象并解释之。

8. 缩二脲反应

在干燥的试管中加入0.5g尿素，小心加热至熔化，继续加热至熔化物凝固，冷却后加入1ml水，搅拌使其溶解，将上层溶液倾入另一试管中，加5滴10%氢氧化钠溶液和3滴1%硫酸铜溶液，观察和记录反应现象并解释之。

（五）注释

① 亚硝酸不稳定，试验中用亚硝酸钠与盐酸或硫酸作用产生亚硝酸。

N-甲基苯胺与亚硝酸反应生成*N*-亚硝基-*N*-甲基苯胺在碱性条件下为淡黄色油状物，在酸性条件下重排为对亚硝基-*N*-甲基苯胺，为蓝绿色固体。*N*，*N*-二甲基苯胺与亚硝酸反应生成对亚硝基-*N*，*N*-二甲基苯胺，在碱液中为翠绿色固体，在酸性溶液中互变为橘黄色盐 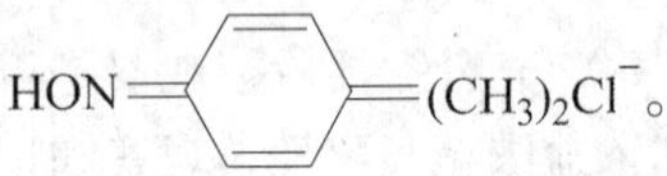。

② 重氮化反应需在低温下进行且亚硝酸不宜过量，否则生成的重氮盐易分解；酸需过量，以避免生成的重氮盐与尚未作用的芳胺发生偶联反应。

③ 若原仲胺分子尚含有酸性基团，如羧基或酚羟基等，则生成的苯磺酰胺类能溶于氢氧化钠，故不能与伯胺区别。

④溶液冷却后先试其是否仍为碱性，若不呈碱性，用氢氧化钠调节至碱性后再观察现象。

（六）思考题

1. 何种简便方法区别伯、仲、叔胺，芳香胺与脂肪胺？
2. 试述重氮化反应的注意点。

实验三十　糖的化学性质

（一）目的要求

1. 验证糖类化合物的主要化学性质。
2. 掌握糖类化合物的鉴别方法。

（二）基本原理

糖类化合物可分为单糖、低聚糖和多糖三类。凡是分子中具有半缩醛或半缩酮羟基的糖均有还原性，称为还原糖。多糖及分子中没有半缩醛或半缩酮羟基的糖没有还原性，称为非还原糖。还原糖能被弱氧化剂托伦试剂、费林试剂、班氏试剂氧化，还能与苯肼作用，生成不同晶形的糖脎等，非还原糖则不能，借此可区别之。

糖类在浓硫酸或浓盐酸的作用下，能与酚类化合物发生显色反应。其中莫里许试剂（α-萘酚的乙醇溶液）与糖产生紫色，可用此法检验出糖类，塞里凡诺夫试剂（间苯二酚的盐酸溶液）与糖产生鲜红色，且与酮糖反应出现红色较醛糖快，可用以鉴别酮糖和醛糖。双糖和多糖在酸存在下，均可水解成具有还原性的单糖。淀粉与碘液的显色反应是鉴别淀粉的常用方法。

（三）仪器和药品

仪器：试管、烧杯、酒精灯、白瓷点滴板、显微镜等。

药品：5%葡萄糖溶液、5%麦芽糖溶液、5%果糖溶液、5%蔗糖溶液、5%乳糖溶液、2%淀粉溶液、浓硫酸、25%硫酸、碘溶液、浓盐酸、班氏试剂、苯肼试剂、5%碳酸钠溶液、莫里许试剂、塞里凡诺夫试剂。

（四）实验步骤

1. 与班氏（Benedict）试剂反应①

在5支试管中分别加入5滴5%葡萄糖溶液、5%果糖溶液、5%麦芽糖溶液、5%蔗糖溶液、2%淀粉溶液和10滴班氏试剂，摇匀后在沸水浴中加热数分钟，观察和记录反应现象并解释之。

2. 与托伦试剂反应

在5支洁净的试管中，分别加入10滴2%硝酸银溶液和2滴5%氢氧化钠溶液，边摇边逐滴加入2%氨水至产生的沉淀恰好溶解为止。再分别加入5滴5%葡萄糖溶液、5%果糖溶液、5%麦芽糖溶液、5%蔗糖溶液、2%淀粉溶液，混匀后，在60～70℃水浴中加热数分钟，观察和记录反应现象并解释之。

3. 与苯肼反应②

在4支试管中分别加入1ml 5%葡萄糖溶液、5%果糖溶液、5%麦芽糖溶液、5%乳糖溶液和1ml苯肼试剂，混匀后，将4支试管同时放入沸水浴中加热，观察和记录各试管中形成糖脎的先后次序。若30min后仍无晶体析出，取出试管，冷却后，再观察。取少许结晶在显微镜下观察糖脎的晶形。

4. 与莫里许（Molish）试剂反应③

在4支试管中分别加入1ml 5%葡萄糖溶液、5%蔗糖溶液、5%麦芽糖溶液、2%淀粉溶液和2滴新配制的莫里许试剂，摇匀后将试管倾斜，沿管壁慢慢加入1ml浓硫酸，使酸进入管底，观察两液层界面的颜色改变。

5. 与塞里凡诺夫（Seliwanoff）试剂反应

在4支试管中分别加入1ml塞里凡诺夫试剂和5滴5%葡萄糖溶液、5%果糖溶液、5%蔗糖溶液、5%麦芽糖溶液，摇匀后，将4支试管同时放入沸水浴中加热2min，比较各试管出现红色的先后次序。

6. 蔗糖的水解

在试管中加入1ml 5%蔗糖溶液和2滴25%硫酸，混匀后放入沸水浴中加热20min，冷却后用5% Na_2CO_3 溶液中和至无气泡放出为止，再加入10滴班氏试剂，放入沸水浴中加热，观察和记录反应现象并解释之。

7. 淀粉的水解

在试管中加入1ml 2%淀粉溶液和2滴浓盐酸，在沸水浴中加热，每隔2min用吸管吸出1滴反应液在白瓷板上，加碘液1滴，观察颜色变化，当反应液不再显色时，取出试管，冷却后，用5% Na_2CO_3 溶液中和至无气泡放出为止，加10滴班氏试剂，放入沸水浴中加热，观察反应现象并解释之。

8. 淀粉与碘液显色反应

在试管中加入2%淀粉溶液5滴和碘液1滴，观察有何颜色变化，再加热有何现象，冷却后又有什么变化?

（五）注释

① 班氏试剂是经过改良的费林试剂，主要成分是硫酸酮、柠檬酸钠和碳酸钠。班氏试剂比费林试剂稳定，与还原糖的作用极为灵敏。

② 各种糖与苯肼形成糖脎的时间及结晶形状不同，可用于鉴别不同的糖。果糖、葡萄糖、甘露糖形成相同的糖脎。乳糖与麦芽糖的糖脎易溶于热水，冷却后方可得到结晶。

③ 此试验很灵敏，自单糖到纤维素均有反应。此外，丙酮、甲酸、乳酸、草酸、葡萄糖醛酸及糠醛衍生物等也能与莫里许试剂产生颜色。因此，阴性反应是糖类不存在的确证，而阳性反应则只表明可能含有糖类。

（六）思考题

1. 若用蔗糖水解液制取糖脎，能得到几种特征晶形的脎，为什么?

2. 为什么说蔗糖既是葡萄糖苷，也是果糖苷?

3. 用简便的化学方法鉴别下列化合物：葡萄糖、果糖、麦芽糖、蔗糖、乳糖、淀粉。

（张亚娟）

第五章　有机化合物的定性鉴定

有机化合物结构的定性鉴定是每个有机化学工作者都会遇到的问题。虽然近半个世纪以来波谱技术的发展和普及使这一工作变得空前的方便和快捷，但用化学实验的方法对有机化合物进行定性鉴定，仍然是一种基本的操作技术。它不需要昂贵的专门仪器，往往只需数滴试剂、几支试管就可为鉴定化合物的结构提供重要信息，因而可与波谱法相辅相成，互为补充和印证，也是有机化学工作者所必须掌握的。

化学鉴定有定性分析和定量分析之分，前者是指确定化合物的物理常数、化学性质、所含元素或官能团的种类等，而后者则是指确定化合物的分子量、分子式、各元素含量，各官能团的数目等。最后将各种结果综合起来才能推断出化合物的结构细节，如骨架、官能团位置及构型等。

对于鉴定的有机化合物可能属于下列三种情况中的一种：

（1）化合物的结构完全未知。例如，从天然产物中分离出来的全新化合物，从无文献报道，也没有任何可供参考的信息。此种情况需先作详细的定性分析，再送专业人员做定量分析，必要时还需辅以波谱数据才能最后确定具体结构。

（2）已知或可以推断出某些结构信息的化合物。例如，某些合成实验的产物，虽然也从无文献报道，属于全新的，但却可以从合成方法中推断出一些有用的信息，因而可省去一些鉴定步骤。例如当合成的原料、溶剂、催化剂都不含硫时，其产物中不可能有含硫的官能团，也就不必做硫元素和含硫官能团的鉴定。

（3）已知化合物。按照经典反应合成出来的已有文献报道的化合物，其物理常数、化学性质及结构都是已知的，通常只需测定两三项物理常数，若与文献值相符，其结构即可确认，而不必做系统的鉴定。

综上所述，定性鉴定是确定化合物结构的必要条件，但却并非充分条件。确认一个具体化合物的结构，其定性鉴定可能需要全做，也可能只需做一部分，应依具体情况决定。值得强调的是，任何来源的化合物都必须经过严格的分离纯化，确信是单一的纯净化合物之后才可用于鉴定。现将有机化合物鉴定的步骤简述如下。

一、初步观察

初步观察包括有机化合物物理状态、颜色与气味的观察及灼烧试验等。有机化合物经过这一系列的观察后，可初步推测它属于哪种类型的化合物及其纯度。

（一）物理状态

首先观察样品是气态、液态还是固态。若是液态，观察其是易流动的或黏稠的，是否有固体悬浮或互不相混的其他液相存在。若是固态，注意是无定形还是结晶形，并在显微镜或放大镜下观察其形状，注意是否有几种不同形状的晶体存在。依据这些可粗略地判断其沸点或熔点的相对高低及分子量的相对大小。

（二）颜色

大多数有机化合物是无色的，但含有一些特殊结构的化合物则是有色的。如黄色者可能为硝基、亚硝基化合物或α-二酮；红到黄色者可能为醌类、偶氮化合物、共轭多烯或高度共轭的酮类；若样品的颜色在空气中较快变深、变暗，则可能为酚类或芳香胺。

（三）气味

化合物的气味与结构之间尚无一定的规律性，但某些化合物有着明显的特征气味，如果熟悉这些气味，则有助于识别它们。有花香或水果香味者大多为酯类或某些萜类；有辛辣的刺激性气味者可能为酸类；有鱼腥味者可能为胺类；有令人不愉快的臭味者，可能为硫醇、异腈、吡啶等。一种具体的化合物，其气味也往往是独特的，并不难辨别，却不易表述。值得注意的是在辨别气味时只可用手在敞开的样品瓶口轻轻摇动，使少许气体飘近鼻下，而不可凑近样品瓶闻，以免过量吸入。

（四）灼烧试验

大多数有机化合物可以燃烧，且在灼烧过程中产生各种现象。如熔融、沸腾、升华、分解、炭化着火、爆裂、发光、发烟及留有残渣或放出气体等。由燃烧时的火焰可初步识别化合物的类型。若火焰为黄色但不发烟，通常为脂肪族化合物；黄色且发烟常为芳香族化合物或高度不饱和的脂肪族化合物；火焰近无色或蓝色，说明为含氧化合物；样品不易燃或不可燃，说明含氧量甚高或含有卤素；燃烧非常猛烈则可能含有硝基；燃烧时散发出二氧化硫的特殊气味，则说明样品中含硫；糖和蛋白质燃烧时发出特别的焦味；含有金属元素的有机化合物，如羧酸、磺酸等的金属盐以及其他金属有机共价健化合物等灼烧后有固体残渣（有机汞、砷或锑化合物除外）。若燃烧后残留有白色残渣，可用1滴蒸馏水溶解，以pH试纸检验，若为碱性，则说明样品中含有金属离子（钠、钾等）。灼烧试验的方法是将约0.1 g样品置于瓷坩锅盖上，以小火缓缓加热，待开始燃烧后移开火焰，观察燃烧现象。待不再燃烧时再继续加热直至坩锅盖呈红热，观察现象。

二、物理常数的测定

对于已有文献报道的化合物，只需测定数项物理常数，与文献相符，即可确认其结构。对于尚无文献报道的化合物，将测定值与其类似物的相应常数作比较，对鉴定其结构亦有参考价值。通常所说物理常数主要是指熔点、沸点、密度、溶解度、折光率及旋光度等。

三、元素定性分析

元素定性分析是确定有机化合物是由哪些元素组成的试验。由于原子在有机化合物分子中一般都以共价键相结合，很难溶于水而离解为相应的离子。所以，必须先将分子破坏，使它们转变为简单的无机离子，再利用无机定性分析的方法鉴定它们。

四、溶解度试验

溶解度试验有助于粗略判断化合物的类别，以缩小试验的范围。但各类化合物间并无严格的溶解度界限，因此这种判断仅仅是粗略的、参考性的。

所有待检化合物都应做溶解度试验，其中少数难于判断者还需做全面的溶解度试验。所谓全面的溶解度试验，是指将试验样品分别在水、乙醚、5%氢氧化钠溶液、5%碳酸氢钠溶液、5%盐酸溶液、浓硫酸中的溶解性能。

溶解度试验的方法是在洁净的小试管中将1滴液体样品或约30mg固体样品与1ml溶剂相混合，振摇观察溶解情况。一般不需加热，如溶解太慢，可用不高于50℃的水浴温热促使溶解，但不可加强热，以免引起化学反应。若样品不经加热即与溶剂反应而产生颜色变化、气体逸出或产生新的沉淀，也可算作溶解。若样品很快全部溶解，可继续分批加入少量样品试溶，以观察溶解度大小。

溶解度试验的顺序和化合物的类别判断可参考图5-1。

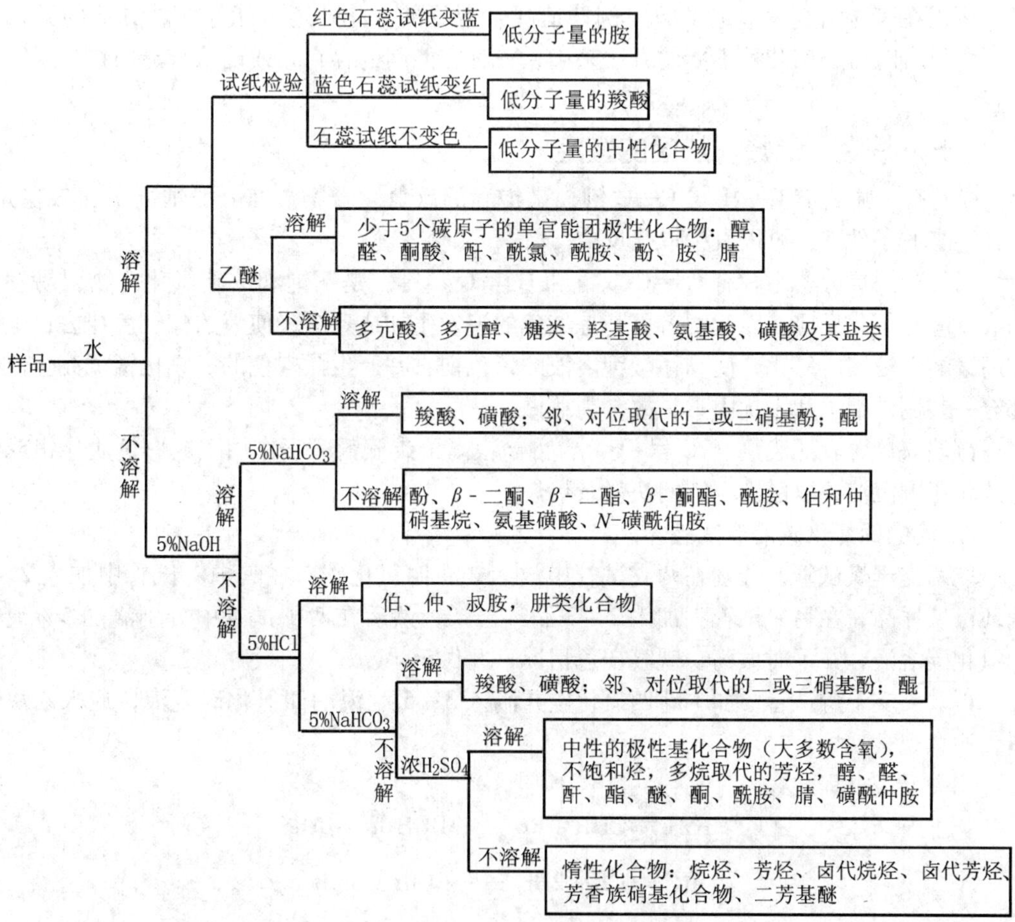

图5-1 溶解度试验的顺序和化合物类别判断

五、官能团鉴定

当对化合物进行了初步观察、物理常数测定、元素定性分析及溶解度试验后，此时可进一步鉴定化合物中含有哪些官能团，最后再以制备衍生物的方法确认结构。

官能团的定性鉴定就是利用有机化合物中各种官能团的不同特性，或与某些试剂反应产生特殊的现象（颜色变化、沉淀析出等）来证明样品中是否存在某种预期的官能团。官能团的定性鉴定具有反应迅速、操作简便的特点，可迅速为鉴定化合物的结构提供重要信息，因而是一种常用的方法。有机化合物分子在化学反应中直接发生变化的部分大多局限于官能团上，官能团的特性反应往往决定了该类化合物的化学性质，所以官能团的定性鉴定试验也常称为化合物的性质试验。

同一种官能团处于不同分子的不同部位，其反应性能受分子其他部分的影响会有差异，所以在官能团定性鉴定试验中例外情况是常见的。此外还可能存在着其他的干扰因素，所以有时需要用几种不同的方法来确认一种官能团的存在，或确认官能团在分子中的位置。

（一）烷烃、烯烃、炔烃的鉴定

烷烃分子中含有 C—H 与 C—C 键，是饱和的碳氢化合物。在一般情况下比较稳定，但在适当的条件下，可以发生取代反应。

烯烃与炔烃分子中含有 C═C 双键和 C≡C 叁键，是不饱和的碳氢化合物，易发生加成反应和氧化反应。因此两者可与棕红色的溴发生加成反应，使溴的棕红色褪去；也可被高锰酸钾溶液所氧化，使高锰酸钾溶液的紫色褪去并产生黑褐色的二氧化锰沉淀。但也都有一些例外情况和干扰因素，故常需兼做。

链端炔烃含有活泼氢（ C≡CH ），可与银离子或亚铜离子作用生成白色炔化银或红色炔化亚铜沉淀，以区别于链间炔烃及烯烃。

1. 溴的四氯化碳溶液试验

取两支干燥试管，分别在两支试管中放入 2ml 四氯化碳。在其中一试管中加入 2 ~ 3 滴环己烷样品，在另一试管中加入 2 ~ 3 滴环己烯，然后在两支试管中分别滴加 5% 溴的四氯化碳溶液，并不时振荡，观察褪色情况，并做记录。

再取一支干燥试管，加 1ml 四氯化碳并滴入 3 ~ 5 滴溴的四氯化碳溶液，通入乙炔气体，注意观察现象。

相关反应方程式：

$$RCH \equiv CHR + Br_2 \longrightarrow RCHBrCHBrR$$

$$RC \equiv CR + 2Br_2 \longrightarrow RCBr_2CBr_2R$$

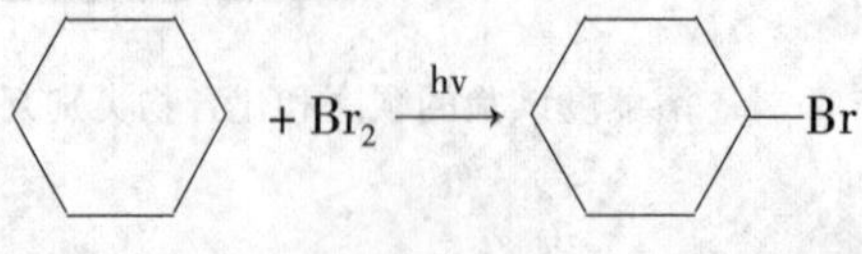

例外情况和干扰因素：少数烯烃（如反丁烯二酸）或炔烃不与溴加成或反应很慢，使试验呈阴性。某些存在烯醇式结构的醛酮（如 2，4-戊二酮、乙酰乙酸乙酯等），某些

带有强活化基团的芳香烃（如茴香醚）等也会使溴水褪色。

2. 稀高锰酸钾溶液试验

取 2 ~ 3 滴环己烷与环己烯分别放在两支试管中，加入 2ml 1% 高锰酸钾溶液，振荡，观察有无颜色变化、沉淀生成，并做记录。

另取一试管，加入 2ml 1% 高锰酸钾溶液，通入乙炔气体，注意观察现象。

相关反应方程式；

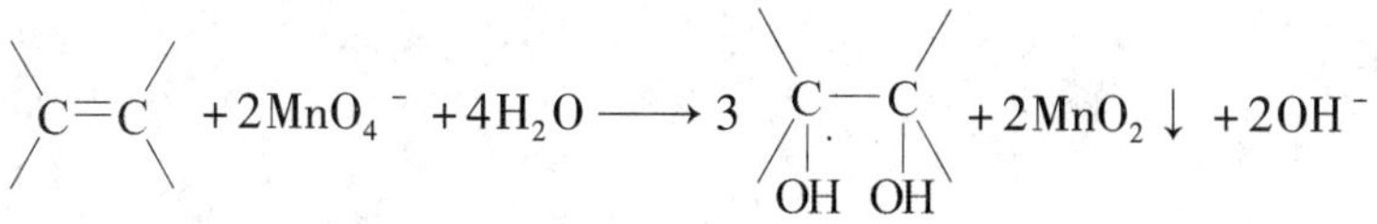

$$3CH\equiv CH + 10KMnO_4 + 2H_2O \longrightarrow 6CO_2 + 10KOH + 10MnO_2\downarrow$$

干扰因素：某些醛、酚和芳香胺等也可使高锰酸钾溶液褪色而干扰试验结果。

3. 银氨溶液试验

在三支试管中加入 0. 5ml 5% 的硝酸银溶液，再加 1 滴 5% 氢氧化钠溶液，产生大量灰色的氢氧化银沉淀。向试管中滴加 2% 氨水溶液直至沉淀恰好溶解为止。然后分别加入 2 ~ 3 滴环己烷和环己烯或通入乙炔气体 1 ~ 2min，观察有无白色沉淀生成。试验完毕，向试管中加入 1∶1的稀硝酸分解炔化银，因为它在干燥时有爆炸危险。

相关反应方程式：

$$HC\equiv CH + 2Ag(NH_3)_2NO_3 \longrightarrow AgC\equiv CAg\downarrow + 2NH_4NO_3 + 2NH_3$$

$$RC\equiv CH + Ag(NH_3)_2NO_3 \longrightarrow RC\equiv CAg\downarrow + NH_4NO_3 + NH_3$$

4. 铜氨溶液试验

取绿豆粒大小的固体氯化亚铜，溶于 1ml 水中，然后滴加浓氨水至沉淀完全溶解，在此溶液中通入乙炔气体 1 ~ 2min，观察有无红色沉淀生成。

相关反应方程式：

$$HC\equiv CH + 2Cu(NH_3)_2Cl \longrightarrow CuC\equiv CCu\downarrow + 2NH_4Cl + 2NH_3$$

（二）卤代烃的鉴定

1. 硝酸银试验

在小试管中加入 5% 硝酸银的乙醇溶液 1ml，再加入 2 ~ 3 滴试样（固体试样先用乙醇溶解），振荡并观察有无沉淀生成。如立即产生沉淀，则试样可能为苄基卤、烯丙基卤或叔卤代烃。如无沉淀生成，可加热煮沸片刻再观察，若生成沉淀，则加入 1 滴 5% 硝酸并摇振，沉淀不溶解者，试样可能为仲或伯卤代烃；若仍不能生成沉淀，或生成的沉淀可溶于 5% 的硝酸，则试样可能为乙烯基卤或卤代芳烃或同碳多卤代化合物。

试样：1-氯丁烷、2-氯丁烷、叔丁基氯、1-溴丁烷、溴苯、溴苄、氯仿。

相关反应方程式：

$$RX + AgNO_3 \longrightarrow RONO_2 + AgX\downarrow$$

试验原理及可能的干扰：本试验的反应为 S_N1 反应，卤代烃的活泼性取决于烃基结构。最活泼的卤代烃是那些在溶液中能形成稳定的碳正离子和带有良好离去基团的化合物。当烃基不同时，活泼性次序如下：

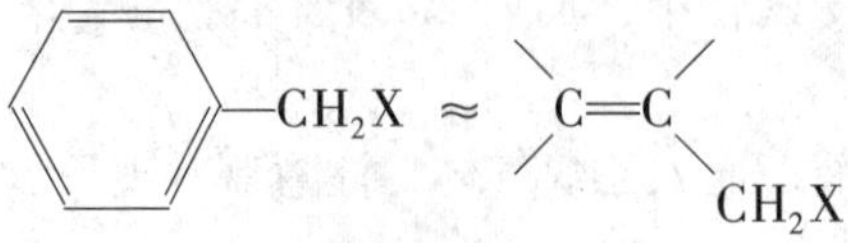 $> R_3CX > R_2CHX > RCH_2X >>$

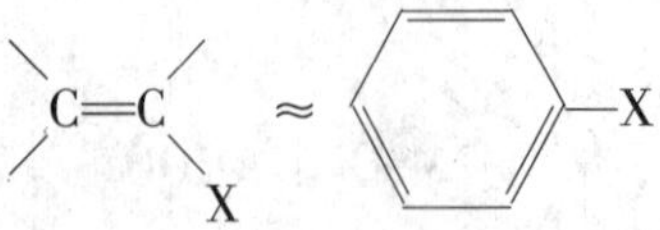

故苄基卤、烯丙基卤和叔卤代烃不经加热即可迅速反应；仲及伯卤代烃需经加热才能反应；乙烯基卤、卤代芳烃和在同一碳原子上多卤取代的化合物即使加热也不反应。

相同结构中而卤素原子不同时，其活泼性次序为：$RI > RBr > BCl > RF$。

离子键的卤化物、酰卤也可与硝酸银乙醇溶液反应立即生成沉淀，可能干扰本试验。羧酸也能与硝酸银反应，但羧酸银沉淀溶于稀硝酸，不致形成干扰。

2. 碘化钠（钾）溶液试验

在洁净干燥的6支试管中加入1ml 15%碘化钠丙酮溶液，加入4~5滴试样并记下加入试样的时间，振荡后观察并记录生成沉淀的时间。若在3min内生成沉淀，则试样可能为伯卤代烃。如5min内仍无沉淀生成，可在50℃水浴中温热6min（注意勿超过50℃），移离水浴，观察并记录可能的现象变化。若生成沉淀，则样品可能为仲或叔卤代烃；若仍无沉淀生成，可能为卤代芳烃、乙烯基卤。

样品：1-氯丁烷、2-氯丁烷、叔丁基氯、1-溴丁烷、2-溴丁烷、溴苯。

相关反应方程式：

$$RCl + NaI \xrightarrow{\text{丙酮}} NaCl + RI$$

$$RBr + NaI \xrightarrow{\text{丙酮}} NaBr + RI$$

试验原理：碘化钠溶于丙酮，形成的碘负离子是良好的亲核试剂。在试验条件下碘离子取代试样中的氯或溴是按 S_N2 历程进行的，反应的速度是 $RCH_2X > R_2CHX > R_3CX$，而卤代芳烃或乙烯基卤则不发生取代反应。生成的氯化钠或溴化钠不溶于极性较小的丙酮，因而成为沉淀析出，从析出沉淀的速度可以粗略推测试样的烃基结构。

（三）醇的鉴定

1. 乙酰氯试验

取无水醇样品0.5ml于干燥试管中，逐渐加入0.5ml乙酰氯，振荡，注意是否发热。向管口吹气，观察有无氯化氢的白雾逸出。静置1~2min后加入3ml水，再加入碳酸氢钠粉末使呈中性，如有酯的香味，说明样品为低级醇。

样品：乙醇、丙醇、异戊醇。

相关反应方程式：

$$CH_3COCl + ROH \longrightarrow CH_3COOR + HCl\uparrow$$

试验原理与局限：乙酰氯直接作用于无水醇，发热并生成酯。低级醇的乙酸酯有特殊水果香味，易检出。高级醇的乙酸酯香味很淡或无香味，不易检出。

2. 硝酸铈铵试验

将3滴液体或50mg固体样品溶于2ml水中（若样品不溶于水，可使之溶于2ml 1，4-二氧六环中），边摇边加入0.5ml硝酸铈铵溶液，观察溶液颜色变化，若显琥珀色或红色表明样品为低级醇。以空白试验作对照。

样品：乙醇、苄醇、甘油、环己醇。

相关反应方程式：

$$(NH_4)_2Ce(NO_3)_6 + ROH \longrightarrow HNO_3 + (NH_4)_2Ce(OR)(NO_3)_5$$

试验原理与局限：含有10个碳原子以下的醇与硝酸铈铵试剂反应生成琥珀色或红色络合物，溶液的颜色由橙黄色转变为红色。邻二醇类、羟基酸、羟基酯及羟基醛酮均可与硝酸铈铵发生反应，显亮黄色至琥珀色、橙黄色或红色，酚类则生成绿色或棕色沉淀。许多酚类在1，4-二氧六环中反应产生棕红色或棕色沉淀。

氨基醇一般无颜色反应而生成氢氧化铈沉淀。

芳胺与噻吩类以及易被氧化的化合物遇该试剂后产生各种颜色，对实验有干扰。

3. 卢卡斯（Lucas）试验

在干燥试管中加入5~6滴样品及2ml Lucas试剂，塞住管口振荡后静置观察。若立即出现浑浊或分层，则样品可能为苄醇、烯丙型醇或叔醇；若静置后仍不见浑浊，则放在温水浴中温热2~3min，振荡后再观察，出现浑浊并最后分层者为仲醇，不发生反应者为伯醇。

样品：正丁醇、仲丁醇、叔丁醇、苄醇。

相关反应方程式：

$$ROH + HCl \xrightarrow{ZnCl_2} RCl + H_2O$$

试验原理与局限：醇羟基被氯离子取代，生成的氯代烃不溶于水而产生浑浊。反应的速度取决于烃基结构。苄醇、烯丙型醇和叔醇立即反应；仲醇需温热才能反应；伯醇在试验条件下无明显反应。多于6个碳原子的醇不溶于水，故不能用此法检验。甲醇、乙醇所生成的氯代烃具较大挥发性，故亦不适于此法。本试验的关键在于尽可能保持HCl的浓度。为此，所用器具均应干燥，配制试剂时用冰水浴冷却，加热反应时温度不宜过高，以防止HCl大量逸出。

4. 氧化试验

在试管中加入1ml 7.5mol/L硝酸，加入5%重铬酸钾溶液3~5滴，再分别加入3~4滴样品，摇动后观察。若溶液由橙红色转变为蓝绿色，则样品为伯或仲醇；若无颜色变化，则样品为叔醇。

样品：正丁醇、仲丁醇、叔丁醇。

相关反应方程式：

$$RCH_2OH + K_2CrO_7 \xrightarrow{HNO_3} RCOOH + Cr^{3+}$$

$$R_2CHOH + K_2CrO_7 \xrightarrow{HNO_3} R_2C{=}O + Cr^{3+}$$

试验原理：硝酸与重铬酸钾的混合溶液在常温下能氧化大多数伯及仲醇，同时橙红色的 $Cr_2O_7^{2-}$ 离子转变为蓝色的 Cr^{3+} 离子，溶液由橙红色转变为蓝绿色而叔醇不能被氧化。可借此将叔醇与伯、仲醇区别开。

5. 氢氧化铜试验

在试管中加入 3 滴 5% 的硫酸铜溶液和 6 滴 5% 的氢氧化钠溶液，观察记录现象变化。再加入 5 滴 10% 的醇样品水溶液，振荡，观察记录现象变化。最后向试管中加入 1 滴浓盐酸，摇振并记录现象变化。

样品：正丁醇、仲丁醇、乙二醇、甘油。

试验原理：硫酸铜溶液与氢氧化钠溶液作用产生氢氧化铜淡蓝色沉淀。邻位二醇或邻位多元醇可与新鲜的氢氧化铜形成络合物而使沉淀溶解，形成绛蓝色溶液。加入盐酸后络合物分解为原来的醇和铜盐。

（四）酚的鉴定

1. 酚的弱酸性

在试管中加入 0.1g 样品，逐渐加水摇振至全溶，用 pH 试纸检验水溶液的弱酸性。若不溶于水，可逐滴加入 10% 氢氧化钠溶液至全溶，再滴加 10% 盐酸溶液使其析出，解释各步骤的现象变化。

样品：苯酚、间苯二酚、对苯二酚、邻硝基苯酚。

相关反应方程式（以苯酚为例）：

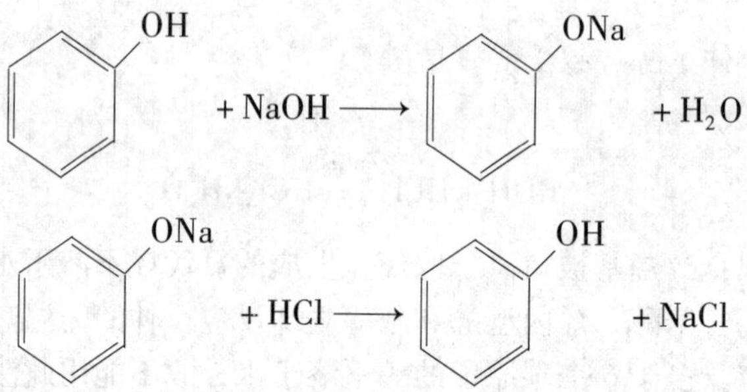

试验原理：酚类化合物具有弱酸性，与强碱作用生成酚盐而溶于水，酸化后酚重新游离出来。

2. 三氯化铁试验

在试管中将 0.05g 样品溶于 1～2ml 水或稀乙醇溶液中，再加入 2～3 滴 1% 的三氯化铁水溶液，观察各种酚所表现的颜色。

样品：苯酚、水杨酸、间苯二酚、对苯二酚、α-萘酚、邻硝基苯酚、苯甲酸。

相关反应方程式（以苯酚为例）：

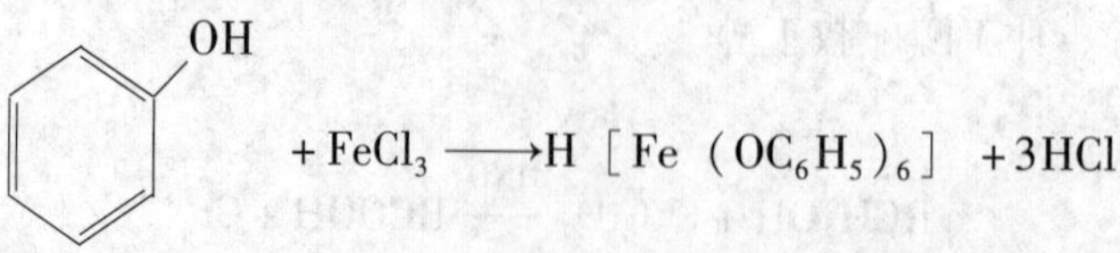

试验原理及局限：酚类与 Fe^{3+} 络合，生成的络合物电离度很大而显现出颜色。不同的酚，其络合物的颜色大多不同，常见为红、蓝、紫、绿等色。烯醇类通常产生褐色、红色或红紫色，羟基吡啶及羟基喹啉产生红、蓝或绿色，羟肟酸产生蓝、紫色或猩红色。α-萘酚、β-萘酚及其他一些在水中溶解度太小的酚，其水溶液的颜色反应不灵敏或不能反应，必须使用乙醇溶液才可观察到颜色反应。

大多数硝基酚类、氢醌、愈创木酚、间位和对位羟基苯甲酸及其酯类、2,6-二叔丁基对甲苯酚等不发生反应。

3. 溴水试验

在含有 0.05g 固体或 3 滴液体样品的水溶液或悬浮液中，逐滴加入饱和溴水。溴的颜色不断褪去，观察有无白色沉淀生成。

样品：苯酚、水杨酸、间苯二酚、对苯二酚、苯甲酸。

相关反应方程式（以苯酚为例）：

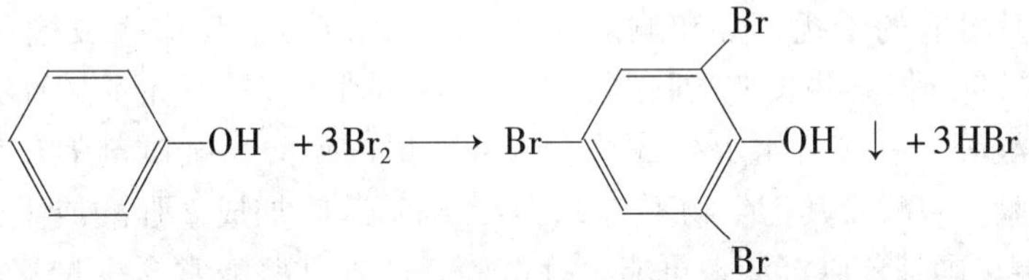

试验原理与可能的干扰：酚类化合物能与溴水生成多溴代酚，因不溶于水而成沉淀析出。间苯二酚的溴代产物在水中溶解度较大，需加入较多的溴水才能产生沉淀。但分子中如果含有易被溴取代的氢原子的化合物及易被溴水氧化的化合物均有此反应，如许多芳胺及硫醇等，可能对本试验造成干扰。

（五）醚的鉴定

蔡塞尔（Zeisel）试验

在 15mm×150mm 的试管中加入 0.1ml 样品、1ml 冰醋酸、1ml 57% 氢碘酸及几粒沸石。将特制的药用纱布卷推至距液面 4cm 处（除去可能逸出的碘化氢及硫化氢等干扰气体），纱布上面铺一层 2～3mm 脱脂棉，脱脂棉上盖一块用硝酸汞润湿过的滤纸。将试管垂直置于油浴中，加热至 120～130℃，10min 内滤纸即显橙红色或朱红色。

样品：乙醚、苯甲醚。

相关反应方程式：

$$ROR + 2HI \longrightarrow 2RI + H_2O$$

$$2RI + Hg(NO_3)_2 \longrightarrow HgI_2 \downarrow + 2RONO_2$$

试验原理及可能的干扰：醚类化合物的稳定性仅次于烃，但易被氢碘酸分解，生成易挥发的碘代烷。碘代烷的蒸气遇硝酸汞溶液生成橙红色或朱红色沉淀。甲醇、乙醇、丙醇、异丙醇、含有甲氧基或乙氧基的酯及缩醛也有此反应。正丁基或比正丁基更大的烷氧基衍生物由于难生成碘代烷，且生成的碘代烷也由于沸点高，难挥发，不宜用此法鉴定。硫醚类与氢碘酸作用产生挥发性的硫醇，在硝酸汞滤纸上产生灰色沉淀，对实验有干扰。

（六）醛和酮的鉴定

1. 2,4-二硝基苯肼试验

取2,4-二硝基苯肼试剂2ml于试管中，加入3~4 滴样品（固体样品可用少量的乙醇或1,4-二氧六环溶解后滴加），振荡，静置片刻，若无沉淀析出，微热半分钟再振荡，冷却后有橙黄色或橙红色沉淀生成，表明样品是醛或酮。

样品：乙醛、丙酮、苯甲醛、苯乙酮。

相关反应方程式：

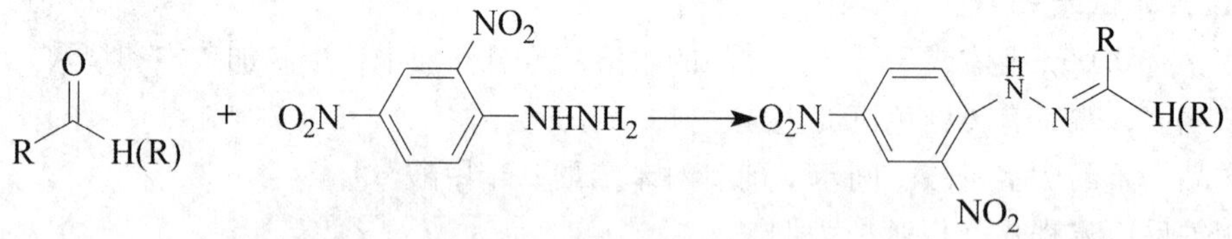

试验原理及可能的干扰：醛和酮能与2，4-二硝基苯肼反应生成橙黄色或红色的2，4-二硝基苯腙沉淀。但某些长链脂肪酮类的2，4-二硝基苯腙不是晶体而是油状物，如2-癸酮和6-十一酮等。缩醛可水解生成醛，苄醇、烯丙型醇易被试剂氧化生成醛或酮，因而也显正性试验。羧酸及其衍生物不与2，4-二硝基苯肼加成。强酸或强碱性化合物能使未反应的2，4-二硝基苯肼沉淀，可能干扰试验。此外某些醇常含少量氧化产物，在试验中也会产生少量沉淀，故若试验中产生的沉淀极少，应视为负结果。

2. 亚硫酸氢钠试验

向试管中加入新配制的饱和亚硫酸氢钠溶液2ml，再加入样品6~8 滴，用力振荡后置于冰水浴中冷却，若有结晶析出，表明试样为醛、甲基酮或环酮。向其中加入2ml 10%的碳酸钠溶液或2ml 5%的盐酸，摇动后放在不超过50℃的水浴中加热，观察并记录现象变化。

样品：乙醛、丙酮、3-戊酮、苯甲醛。

相关反应方程式：

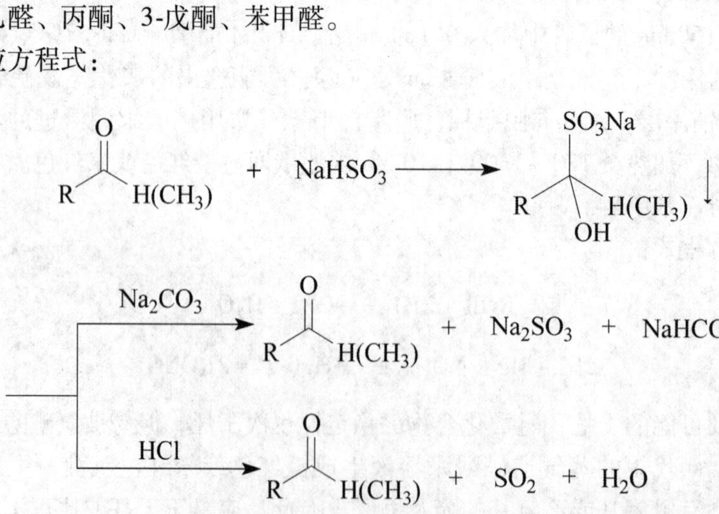

试验原理与局限：亚硫酸氢根离子有强的亲核性，易与醛或酮的羰基加成，生成的羟基磺酸钠盐晶体在试验条件下不能全溶而呈沉淀析出，遇到酸或碱又分解为原来的醛或

酮。由于亚硫酸氢根离子体积太大，本试验仅适合于醛、脂肪族甲基酮和不多于八个碳原子的环酮。

3. 碘仿试验

往试管中加入1ml蒸馏水和3~4滴样品（不溶或难溶于水的样品用1,4-二氧六环溶解后再滴加），再加入1ml 10%氢氧化钠溶液，然后滴加碘－碘化钾溶液并摇动，反应液变为淡黄色。继续摇动，淡黄色逐渐消失，随之出现浅黄色沉淀，同时有碘仿的特殊气味逸出，则表明样品为甲基酮。若无沉淀析出，可用水浴温热至60℃左右，静置观察。若溶液的淡黄色已经褪去但无沉淀生成，应补加几滴碘－碘化钾溶液并温热后静置观察。

样品：乙醛、乙醇、丙酮、丙醇、异丙醇。

相关反应方程式：

$$RCOCH_3 + 3NaIO \longrightarrow RCOCI_3 + 3NaOH$$

$$RCOCI_3 + NaOH \longrightarrow RCOONa + CHI_3\downarrow$$

试验原理及适用范围：甲基酮的甲基氢原子被碘取代，生成的三碘甲基酮在碱性水溶液中转化为少一个碳原子的羧酸盐，同时生成碘仿。碘仿不溶于水而呈沉淀析出。具有α-羟乙基［$CH_3CH(OH)R$］结构的化合物易被次碘酸钠氧化为甲基酮，因而在本试验中也呈正性结果。

4. 托抡（Tollens）试验

在4支干净试管中，分别加入2ml 5%硝酸银溶液、1滴5%氢氧化钠溶液，然后逐滴加入浓氨水并不断振荡，直到生成的氧化银沉淀恰好溶解为止（不宜多加，否则影响试验的灵敏度），得一澄清透明的溶液。然后向其中加入2滴样品。振荡，若无变化，可于40℃的水浴中温热数分钟，有银镜生成者表明为醛类化合物。

样品：甲醛水溶液、乙醛、丙酮、苯甲醛。

相关反应方程式：

$$RCHO + 2[Ag(NH_3)_2]OH \longrightarrow RCOONH_4 + 2Ag\downarrow + 3NH_3 + H_2O$$

试验原理及注意事项：硝酸银与氢氧化钠作用先生成氢氧化银沉淀，加氨水生成银氨络合物而溶于水，即为Tollens试剂。它是一种弱氧化剂，可将醛氧化成羧酸，而银离子则被还原成银附着于试管壁上成为银镜。酮一般不能被还原，所以Tollens试验是区别醛和酮的一种灵敏的试验。除醛之外，某些易于氧化的糖类、多元酚、氨基酚、某些芳香胺及其他一些具还原性的有机化合物也会使本试验呈正性反应。含—SH或—CS基团的化合物会生成Ag_2S沉淀而干扰本试验。

Tollens试验所用试管必须十分洁净，否则即使正性反应也不能形成银镜，而只能析出黑色絮状沉淀。为此，需将试管依次用温热的浓硝酸、水、蒸馏水洗涤后才可使用。Tollens试剂久置或加热温度过高，会生成具有爆炸性的黑色氮化银沉淀（Ag_3N）和雷酸银（AgONC），因此只宜随配随用，加热温度不宜过高，一般在40℃左右，最高也不宜超过60℃。试验后应立即加入少量硝酸煮沸以洗去银镜。

5. 费林（Fehling）试验

取Fehling A和Fehling B各0.5ml在试管中混合均匀，然后加入3~4滴样品，在沸水浴中加热 1 ~ 2min，若有砖红色沉淀生成则表明样品是脂肪族醛类化合物。

样品：甲醛水溶液、乙醛、丙酮、苯甲醛。

相关反应方程式：

$$RCHO + 2Cu(OH)_2 + NaOH \longrightarrow RCOONa + Cu_2O\downarrow + 3H_2O$$

试验原理与可能的干扰：硫酸铜与氢氧化钠作用，产生的氢氧化铜与酒石酸钾钠形成蓝色的酒石酸铜络合物而溶于水。这种铜离子络盐将水溶性的醛氧化成羧酸，同时 Cu^{2+} 被还原为 Cu^{+}，成为氧化亚铜沉淀析出。试验中颜色的变化通常是蓝→绿→黄→红色沉淀。芳香醛不溶于水，不能发生 Fehling 反应，故本试验可用于区别酯肪醛和芳香醛。由于酒石酸铜钠络合物不稳定，故混合均匀后的 Fehling 试剂应立即使用，不宜放置。

苯肼、羟胺、二苯羟乙酮、多元酚及还原糖等也能与 Fehling 试剂反应，对实验有干扰。

6. 希夫（Schiff）试验

取 2ml Schiff 试剂于试管中，滴入 3 ~ 4 滴样品，放置数分钟观察颜色变化。若显紫红色，表明样品是醛。取此紫红色溶液 1 滴于另一试管中，再加入同种样品 4 滴，然后加入 4 滴浓硫酸，摇动。紫红色不褪且略有加深者为甲醛；紫红色褪去者为其他的醛。

样品：甲醛水溶液、乙醛、丙酮。

试验原理与注意事项：桃红色的品红盐酸盐与亚硫酸作用，生成无色的 Schiff 试剂。醛可与 Schiff 试剂加成，生成紫红色产物，脂肪醛反应很快，芳香醛反应较慢；甲醛的反应产物遇硫酸不褪色，其他醛的反应产物遇硫酸褪色；丙酮在本试验中可产生很淡的颜色，其他酮则不反应。所以可用本试验区分醛和酮，也可区分甲醛和其他的醛。但一些特殊的醛如对氨基苯甲醛、香草醛等不显正性反应。1 ~ 3 个碳原子的醛试验非常灵敏，其他醛则需 1 mg 左右的样品才能呈正性反应。操作本试验应该注意：① Schiff 试剂不稳定，光照、受热、在空气中久置等都会失去 SO_2 而恢复为桃红色。遇此情况可再通入 SO_2 气体至无色后才可使用。② 试验中生成的紫红色加成产物可与试剂中过量 SO_2 作用生成醛的亚硫酸加成物（无色），结果使紫红色加成产物脱去醛而恢复为无色的 Schiff 试剂。所以试剂中过量的 SO_2 越多，试验的灵敏度越差，试验后静置，反应液的紫红色也会逐渐褪去。③ 无机酸的存在也会大大降低试验的灵敏度。

（七）羧酸的鉴定

1. 羧酸的酸性

取 2 滴液体或 50mg 固体样品，加入 5 ~ 10 滴水。振荡后，如溶解，用 pH 试纸测试此水溶液的酸性；如不溶，则加入 10% 氢氧化钠溶液，观察其溶解情况，然后再加入稀盐酸至呈酸性，观察有何变化。

样品：乙酸、苯甲酸。

2. 碘酸钾 - 碘化钾试验

取 3 滴液体（乙醇的饱和溶液）或 50mg 固体样品，再加入 3 滴 2% 碘化钾溶液及 3 滴 4% 碘酸钾溶液。塞好试管口，于水溶液中加热 1min，冷却后加入 1 ~ 4 滴 0.1% 淀粉溶液，呈蓝色则表明样品含有羧酸类化合物。

注意事项：在此试验中有时要多加一些淀粉才能出现碘 - 淀粉复合物的特征蓝色。也可将数毫克固体样品和数毫克干燥的碘化钾及碘酸钾共同研细，若有碘的棕色出现，则为阳性反应。或在混合物中加入 5 滴水及 2 ~ 4 滴淀粉溶液再观察。

3. 异羟肟酸铁试验

在 3 滴液体或 50mg 固体样品中加入 6 滴氯化亚砜，于沸水浴中煮沸 1min，加入 10 滴正丁醇，再煮沸 1min。冷却后加入 10 滴水，以水解过量的氯化亚砜。加入 1ml 1mol/L 盐酸羟胺溶液，边摇边加入 10% 氢氧化钾乙醇溶液至显碱性，煮沸，冷却后用稀盐酸酸化，逐滴加入 5% 三氯化铁溶液，有紫红色则表明样品中含有羧酸类化合物。

样品：乙酸、苯甲酸。

相关反应方程式：

$$RCOOH + SOCl_2 \longrightarrow RCOCl + SO_2 + HCl$$

$$RCOCl + R'OH \longrightarrow RCOOR' + HCl$$

$$RCOOR' + NH_2OH \longrightarrow RCONHOH$$

$$3RCONHOH + FeCl_3 \longrightarrow (RCONHO)_3Fe + 3HCl$$

试验原理及可能干扰：将羧酸转变为酰氯后再转变为酯，酯与羟胺作用生成异羟肟酸，异羟肟酸与三氯化铁在弱酸性溶液中生成有色的可溶性异羟肟酸铁。酰卤、酯、酯酐及酰胺也有此反应，对本试验造成干扰，此时可借元素定性分析、溶解度试验等与羧酸区别。

（八）乙酰乙酸乙酯的鉴定

1. 2,4-二硝基苯肼试验

在试管中加入 1ml 新配制的 2,4-二硝基苯肼溶液，再加入 4 ~ 5 滴乙酰乙酸乙酯，振荡，有橙红色沉淀析出则表明存在酮式结构。

反应方程式：

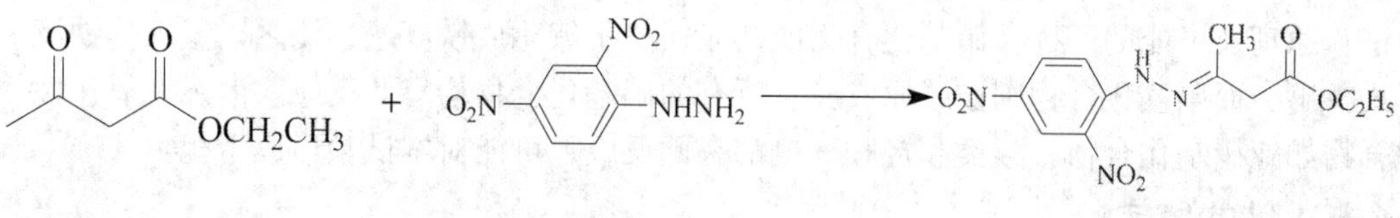

2. 三氯化铁 - 溴水试验

在试管中滴入 5 滴乙酰乙酸乙酯，再加入 2ml 水，摇匀后滴入 3 滴 1% 三氯化铁溶液，摇动，若有紫红色出现，表明有烯醇式或酚式存在。往此溶液中滴加 3 ~ 5 滴溴水，摇动后若颜色褪去，表明有双键存在。将此无色溶液放置一段时间，若颜色又恢复，表明酮式结构可转化为烯醇式结构。

反应方程式：

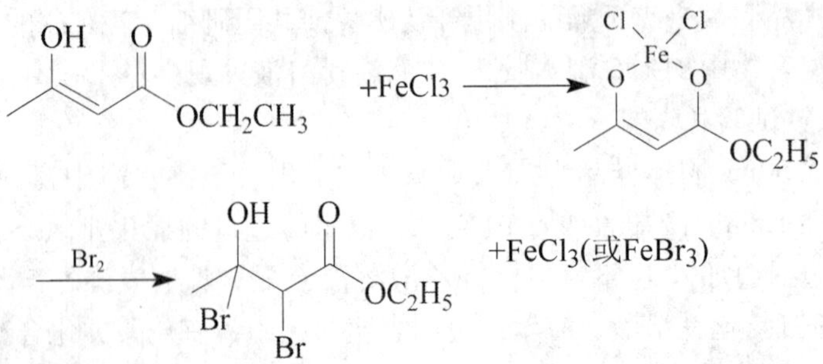

3. 醋酸铜试验

将0.5ml乙酰乙酸乙酯与0.5ml饱和醋酸铜溶液在试管中混合并充分振荡，有蓝绿色沉淀生成。加入1～2ml氯仿再次振荡，沉淀消失，表明有烯醇式结构存在。

乙酰乙酸乙酯的烯醇式结构中有两个配位中心（羟基和羰基），与铜离子生成络合物，不溶于水而溶于氯仿。

反应方程式：

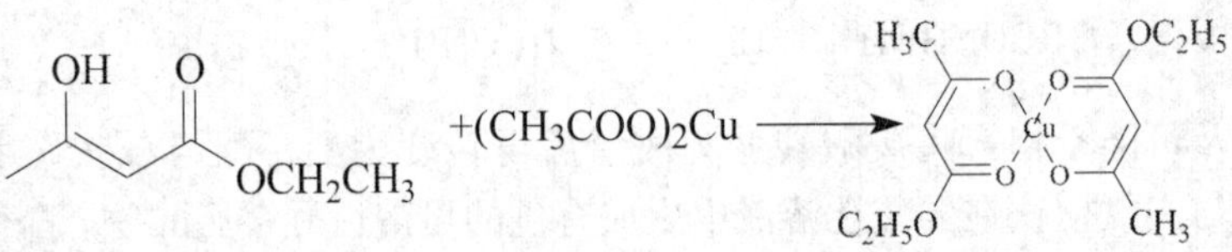

（九）硝基化合物的鉴定

1. 氢氧化亚铁试验

在试管中加入4ml新配制的硫酸亚铁溶液，加入1滴液体或20mg固体样品，然后再加入1ml氢氧化钾醇溶液，塞住试管口振荡，若在1min内出现棕红色氢氧化亚铁沉淀，表明样品为硝基化合物。

样品：硝基甲烷、硝基苯。

反应方程式：

$$RNO_2 + 6Fe\ (OH)_2 + 4H_2O \longrightarrow RNH_2 + 6Fe\ (OH)_3 \downarrow$$

试验原理及可能的干扰：硝基化合物能把亚铁离子氧化成铁离子，使之以氢氧化铁沉淀形式析出，而硝基化合物则被还原成胺。所有的硝基化合物均有此反应。但凡有氧化性的化合物如亚硝基化合物、醌类、羟胺等也都有此反应，可能对本试验形成干扰。

（十）胺的鉴定

1. 胺的碱性

在试管中加入3～4滴液体样品，再逐渐滴入2ml水，振摇。若不能溶解，可加热再观察。如仍不能溶解，可慢慢滴加10%硫酸直至溶解，然后逐渐滴加10%氢氧化钠溶液，记录现象变化。

样品：甲胺水溶液、苯胺。

反应方程式：

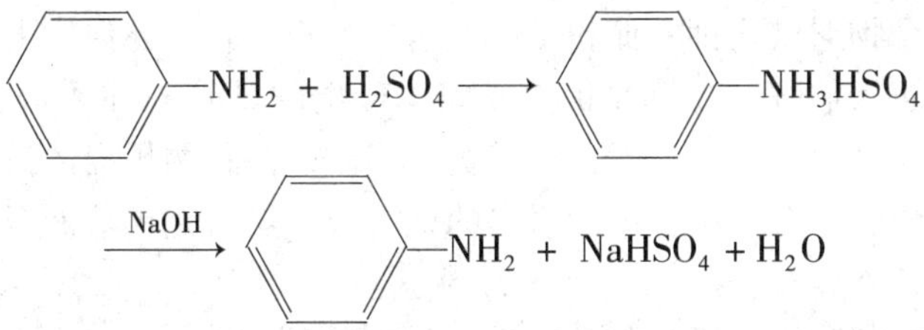

解释：脂肪胺易溶于水，芳香胺溶解度甚小或不溶。胺遇无机酸生成相应的铵盐而溶于水，强碱又使胺重新游离出来。

2. 兴斯堡（Hinsberg）试验

取3支试管配置好塞子，在试管中分别加入0.5ml样品，再分别加入2.5ml 10%氢氧化钠溶液和0.5ml苯磺酰氯，塞好塞子，用力摇动。以手触试管底部，哪支试管发热，为什么？取下塞子，在不高于70℃的水浴中加热并摇振1min，冷却后用pH试纸检验，若不呈碱性，应再滴加10%的氢氧化钠溶液至呈碱性，记录现象并做如下处理：

（1）如果有固体生成，将固体分出，固体能溶于过量的10%氢氧化钠溶液中，但加入盐酸酸化后又析出沉淀，表明为伯胺。如最初不析出沉淀物，小心加2mol/L盐酸至溶液呈酸性，此时若生成沉淀，也表明为伯胺。

（2）溶液中析出油状物或沉淀并且不溶于盐酸，表明为仲胺。

（3）试验时无反应发生，溶液中仍为油状物，加盐酸酸化后即溶解，表明为叔胺。

样品：苯胺、*N*-甲基苯胺、*N*，*N*-二甲基苯胺。

相关反应方程式：

$$\left.\begin{matrix} RNH_2 \\ R_2NH \\ R_3N \end{matrix}\right\} \xrightarrow[\text{NaOH（过量）}]{C_6H_5SO_2Cl} \left.\begin{matrix} [RNSO_2C_6H_5]^-Na^+ \text{（溶于 NaOH）} \\ R_2NSO_2C_6H_5\downarrow \\ R_3N\text{（油状，不反应）} \end{matrix}\right\}$$

$$\xrightarrow{\text{HCl（酸化）}} \begin{matrix} RNHSO_2C_6H_5\downarrow\text{（白色沉淀）} \\ R_2NSO_2C_6H_5\downarrow\text{（沉淀不变）} \\ [R_3NH]^+Cl^-\text{（溶于水）} \end{matrix}$$

试验原理与注意事项：Hinsberg试验是伯胺、仲胺或叔胺在碱性介质中与苯磺酰氯的反应，用以区别伯胺、仲胺、叔胺。伯胺和仲胺分子中氮原子上连有氢原子，可与苯磺酰氯反应生成*N*-取代的苯磺酰胺，而叔胺则不能。伯胺形成的苯磺酰胺能溶于氢氧化钠溶液中，酸化后才析出沉淀，而仲胺在碱性溶液中直接析出沉淀。

苯磺酰氯水解不完全时，可与叔胺混在一起，而沉于试管底部。酸化时，虽叔胺已溶解，而苯磺酰氯仍以油状物存在，往往会得出错误结果。为此，在酸化之前应在水浴中微热（测试温度不能高，时间不可长，否则会产生深蓝色染料），使苯磺酰氯水解完全，此时叔胺浮在溶液上面，下部无油状物。同时，本试验中使用的胺要避免混入杂质。可以使用对－甲苯磺酰氯代替苯磺酰氯，效果相同。

3. 亚硝酸试验

在试管中加入0.5ml样品和5ml 2mol/L盐酸，于冰水浴中冷至0℃，边摇边加入10%

亚硝酸钠溶液至混合物遇碘化钾-淀粉试纸变蓝色为止。若在此温度下，试管有大量气泡冒出，则样品为脂肪族伯胺。在无油状物或固体产生的试管中加入数滴β-萘酚溶液，析出橙红色沉淀表明样品为芳香族伯胺。在有黄色固体或油状物析出的试管中加碱，颜色保持不变表明样品为仲胺。在有黄色沉淀析出的试管中加氢氧化钠溶液至显碱性，转变为绿色固体表明样品为芳香族叔胺。

样品：正丁胺、苯胺、*N*-甲基苯胺、*N*，*N*-二甲基苯胺。

相关反应方程式：

$$RNH_2 + HNO_2 \longrightarrow ROH + N_2\uparrow + H_2O$$

$$C_6H_5NH_2 + NaNO_2 \xrightarrow{HCl,\ 0\sim5℃} C_6H_5N^+\equiv NCl^- + 2H_2O + NaCl$$

$$C_6H_5N^+\equiv NCl^- + H_2O \xrightarrow{\triangle} C_6H_5OH + N_2\uparrow + HCl$$

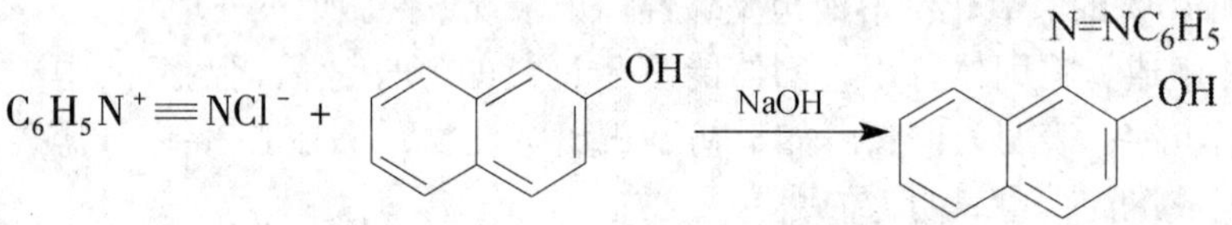

$$R_2NH + HNO_2 \longrightarrow R_2N—NO + H_2O$$

$$C_6H_5NHCH_3 + HNO_2 \longrightarrow C_6H_5N\ (NO)\ CH_3$$

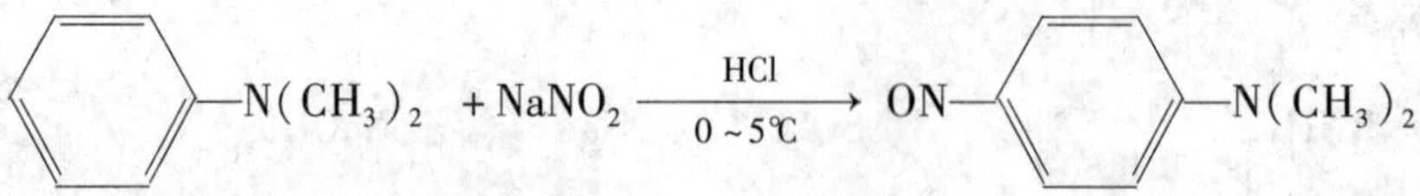

试验原理：脂肪族伯胺与亚硝酸作用生成相应的醇并放出氮气。芳香族伯胺与亚硝酸在低温和强酸水溶液中作用生成重氮盐。重氮盐与酚类在低温下发生偶合反应生成橙红色的偶氮染料；但受热后生成酚并放出氮气。脂肪族或芳香族仲胺与亚硝酸作用都生成不溶于水的黄色*N*-亚硝基仲胺油状物或固体。脂肪族叔胺与亚硝酸作用生成不稳定的水溶性亚硝酸盐，该盐遇碱又重新得到游离的叔胺。芳香族叔胺与亚硝酸作用生成对亚硝基芳叔胺，对亚硝基芳叔胺在碱性溶液中显绿色，在酸性溶液中显黄色。

（十一）糖类的鉴定

1. 莫里许（Molish）试验

在试管中加入0.5ml 5%样品水溶液和2滴10%α-萘酚乙醇溶液，混合均匀后将试管倾斜约45°角，沿管壁慢慢加入1ml浓硫酸（勿摇动）。此时样品在上层，硫酸在下层，若在两层交界处出现紫色的环，表明样品中含有糖类化合物。

样品：葡萄糖、蔗糖、淀粉、滤纸浆。

试验原理及可能的干扰：单糖在浓硫酸存在下加热，可发生分子内脱水生成糖醛或糖醛衍生物，后者再与二分子α-萘酚缩合成醌类化合物而显紫色。由于低聚糖及多糖在此条件下可被水解为单糖，故也可发生显色反应，因此该反应是鉴定糖类的通用方法。丙酮、甲酸、乳酸、草酸、葡萄糖醛酸及糠醛衍生物等也产生颜色反应，对实验有干扰。

2. 班氏（Benedict）试验

往试管中加入1ml Benedict 试剂和5 滴5% 的样品水溶液，在沸水浴中加热2 ~3 min，放冷，若有红色或黄绿色沉淀生成，表明样品为还原性糖。

样品：葡萄糖、果糖、蔗糖、麦芽糖。

反应方程式：

$$RCHO + 2Cu^{2+} + 2H_2O \longrightarrow RCOOH + Cu_2O \downarrow + 4H^+$$

试验原理及可能的干扰：Benedict 试剂是二价铜离子的柠檬酸络合物溶液，在反应中二价铜离子将糖中的醛基氧化为羧基而自身被还原，成为红色的氧化亚铜沉淀。当沉淀的量较少时，在溶液中显黄绿色或黄色。当糖分子中存在游离的醛基、酮羰基（可经过烯二醇转化为醛基）或半缩醛结构（可开环游离出醛基）时，均可与 Benedict 试剂呈正性反应，因而统称为还原性糖，不能与 Benedict 试剂反应的糖则统称为非还原性糖。所有的单糖都是还原性糖。双糖则因糖苷键的位置不同而不同，分子中仍保留有半缩醛结构的双糖（如麦芽糖）为还原性糖，不存在这种结构的双糖（如蔗糖）不能游离出羰基，则属非还原性糖。硫醇、硫酚、肼、氢化偶氮、羟胺等类化合物可对本试验形成干扰。脂肪族醛、α-羟基酮在本试验中呈正性反应，而芳香醛却不与 Benedict 试剂反应，所以本试验也常用以区别脂肪醛和芳香醛。

3. 成脎试验

在4 支试管中分别加入1ml 5% 的样品溶液，再加入0. 5ml 10% 的苯肼盐酸盐溶液和0. 5ml 15% 的醋酸钠溶液，在沸水浴中加热并振摇，记录并比较形成结晶所需要的时间。若20min 仍无结晶析出，取出试管慢慢冷到室温再观察。用宽口滴管移取一滴含有脎的悬浮液到显微镜的载片上，用显微镜观察脎的晶形并与已知的糖脎作比较。

样品：葡萄糖、果糖、蔗糖、麦芽糖。

反应方程式：

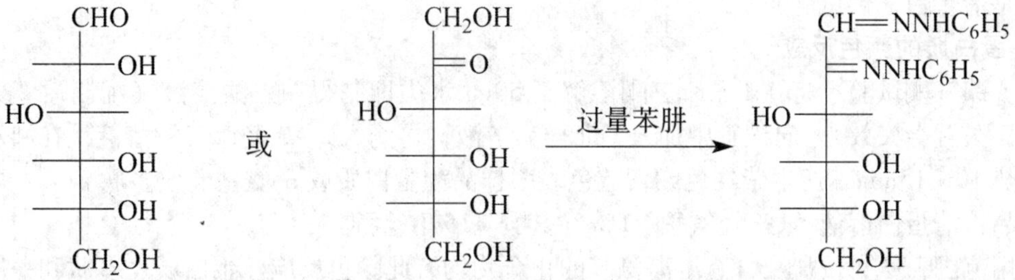

试验原理及注意事项：还原性糖能与过量的苯肼作用生成脎，糖脎是不溶于水的黄色晶体。不同的糖脎，其晶形、熔点及生成速度大都不同，所以可通过成脎试验区别不同的还原性糖。由于成脎反应是发生在 C_1 和 C_2 上，不涉及糖分子的其他部分，所以 *D* – 葡萄糖、*D* – 果糖和 *D* – 甘露糖能生成相同的脎。但由于成脎的速度不同，仍然是可以区别的。还原性双糖（如麦芽糖）也能成脎，但它们的脎可溶于热水，所以需冷却后才能析出结晶。非还原性双糖（如蔗糖）不能成脎，若长时间加热则会水解而生成单糖的脎。

苯肼毒性较大，操作时应小心，防止试剂溢出或溅到皮肤上。若已发生皮肤沾染，应先用稀醋酸洗，再用清水洗净。

4. 塞利凡诺夫（Seliwanoff）试验（间－苯二酚试验）

在试管中加入5滴5%的样品溶液，再加入1ml间－苯二酚盐酸试剂，在沸水浴中加热，记录溶液转变为红色所需要的时间。若溶液在1～2min内变为红色，说明样品为酮糖，不变色则为醛糖。

样品：葡萄糖、果糖、麦芽糖、蔗糖。

试验原理与注意事项：酮糖在酸作用下失水生成5-羟甲基呋喃甲醛，它与间－苯二酚反应产生红色化合物，反应一般在0.5min内完成，溶液变为红色。醛糖形成羟甲基呋喃甲醛较慢，只有在样品浓度较高或加热时间较长时才能出现微弱的红色反应。双糖如能水解出酮糖，也会有正性反应。

5. 淀粉的水解试验

往试管中加入3ml淀粉溶液，滴入3～4滴浓硫酸，在沸水浴中加热5min，冷却后用10%的氢氧化钠溶液中和至呈中性，取3～4滴作Benedict试验。若有红色或淡黄色沉淀生成，表明淀粉已水解为葡萄糖。用未经水解的淀粉溶液作对比。

试验原理：淀粉是由多个葡萄糖单元以α-1，4-糖苷键连接而成的多糖，无还原性。在酸或淀粉酶作用下水解成葡萄糖而表现出还原性。

（十二）氨基酸和蛋白质的鉴定

蛋白质是由各种氨基酸按照不同的顺序缩聚而成的分子量巨大的聚合物，在酸、碱存在下或受酶的作用下可水解。水解的最终产物是各种氨基酸，其中以α-氨基酸为主。氨基酸的鉴定以纸色谱法较为方便，此处只介绍鉴定蛋白质的两类常用的化学方法。

试验中所用的清蛋白溶液按以下方法制取：取鸡蛋一个，两头各钻一小孔，竖立，让蛋清流到烧杯里，加水50ml，搅动。蛋清中的清蛋白溶解于水，而球蛋白则呈絮状沉淀析出。在漏斗上铺3～4层纱布，用水湿润，将蛋白质过滤。大部分球蛋白被滤除，滤液中主要是清蛋白，供试验用。

1. 蛋白质的颜色反应

（1）茚三酮试验　将0.1 g茚三酮溶解于50ml水中即制得茚三酮溶液（配制后2天内使用，久置会失效）。向试管中加入1ml样品溶液，再滴入2～3滴茚三酮溶液，在沸水浴中加热10～15min，产生紫红色或紫蓝色表明样品为蛋白质或α-氨基酸或多肽。

样品：清蛋白溶液、1%甘氨酸、1%谷氨酸、1%酪氨酸。

适用范围：氨、铵盐及含有游离氨基的化合物均有此颜色反应。蛋白质、多肽和一般的氨基酸都可用本试验检出，但脯氨酸和羟脯氨酸因氮原子上另有取代基，无此颜色反应。

（2）黄蛋白试验　向试管中加入1ml清蛋白溶液，滴入4滴浓硝酸，出现白色沉淀。将试管置于水浴中加热，沉淀变为黄色。冷却后滴加10%氢氧化钠溶液或浓氨水，黄色变为更深的橙黄色，表明蛋白质中含有酪氨酸、色氨酸或苯丙氨酸。

试验原理：试验中蛋白质首先被无机酸沉淀（白色）。若蛋白质分子中含有芳香环，则在加热时发生硝化反应，产生鲜黄色的硝化产物，该产物在碱性溶液中可生成负离子使颜色加深而呈橙黄色。

(3) 双缩脲试验

在试管中加 10 滴清蛋白溶液和 15 ~ 20 滴 10% 氢氧化钠溶液，混匀后加入 3 ~ 5 滴 5% 的硫酸铜溶液。摇动，有紫色出现，表明蛋白质分子中有多个肽键。

试验原理：脲加热至熔点以上，两分子间脱去一分子氨生成双缩脲，也称缩二脲，它与氢氧化铜在碱溶液中生成鲜红色络合物，此反应称为双缩脲反应。蛋白质、多肽分子中有多个类似的结构单元（肽键），也能与二价铜离子形成有色络合物。二肽、三肽和四肽在本试验中分别表现出蓝色、紫色和红色。蛋白质和多肽生成的络合物显紫色，可能是这几种颜色混杂的结果。氨基酸因不含肽键而无此反应，所以本试验可区别氨基酸和蛋白质。

2. 蛋白质的沉淀反应

(1) 硫酸铵溶液试验　取 2ml 清蛋白溶液于试管中，加入等体积饱和硫酸铵溶液（约 43%），振荡，溶液变浑浊或析出絮状沉淀。取 1ml 浑浊的溶液加在另一支试管里，加入 1 ~ 3 ml 水振荡，沉淀重新溶解，表明蛋白质的沉淀是可逆的。

试验原理：碱金属盐和镁盐在相当高的浓度下能使许多蛋白质从它们的溶液中沉淀出来，这种作用称为盐析作用。硫酸铵的盐析作用特别显著。盐析作用的机制可能是蛋白质分子所带的电荷被中和，或者是蛋白质分子被盐脱去水化层而沉淀出来。在盐析作用中，蛋白质分子的内部结构未发生显著变化，基本保持了原有的性质，当除去造成沉淀的因素后，蛋白质沉淀又可溶解于原来的溶剂中，因而称为可逆沉淀。硫酸铵在中性或弱酸性溶液中都可沉淀蛋白质，其他的盐则需要使溶液呈酸性时才能使蛋白质沉淀完全。用同一种盐沉淀不同的蛋白质所需的浓度是不同的，因而可以进行蛋白质的分级盐析。例如，向含有球蛋白和清蛋白的鸡蛋白溶液中加硫酸铵至半饱和，球蛋白析出，除去球蛋白后继续加硫酸铵至饱和，清蛋白析出。本试验所用蛋白质溶液已经除去了球蛋白，所以只是清蛋白的盐析。

(2) 重金属沉淀试验　取 1ml 清蛋白溶液于试管中，加入 2 滴 1% 硫酸铜溶液，立即产生沉淀。继续逐滴滴加过量（2 ~ 3ml）的硫酸铜溶液，沉淀又溶解。另取两支试管，分别用 0.5% 醋酸铅、2% 硝酸银溶液代替硫酸铜溶液进行试验，所得结果有何异同？

试验原理：蛋白质遇到重金属盐生成难溶于水的化合物，其过程是不可逆的，原因是蛋白质分子的内部结构，特别是空间结构被破坏，失去其原有的性质，当除去造成沉淀的因素后也不能再溶于原来的溶剂中，称为不可逆沉淀。加热、无机酸（如硫酸、硝酸、盐酸）、有机酸（如三氯乙酸、磺基水杨酸等）、振荡、超声波等因素都可能使蛋白质发生不可逆沉淀。当重金属中毒时，可用蛋白质作解毒剂，就是利用了不可逆沉淀原理。在本试验中，硫酸铜或醋酸铅所形成的蛋白质沉淀又溶解于过量的沉淀剂中，这是因为沉淀粒子上吸附的离子与过量沉淀剂作用的结果，而不是蛋白质的溶解。如无过量的沉淀剂，即使用大量水稀释也不会溶解。

六、衍生物的制备

衍生物制备就是利用有机化合物的官能团反应，将样品与某种合适试剂反应转化为另一新化合物，对其纯化并测定物理常数，与从文献中查到的几种可能样品的衍生物进行比较，若数值很接近，原来的样品化合物的结构便得到确证。

一种化合物往往可制备多种衍生物，一般情况下制备1~2种就可以说明问题了。因此在选择制备衍生物时应该注意的共同问题是：

（1）衍生物必须是有文献记载的。

（2）衍生物在常温下是固体，熔点一般要求在50~200℃之间（因为熔点的测定最方便）。

（3）反应速度快，副反应少，容易纯化。

（4）衍生物物理性质与样品有较大差别。

（一）不饱和烃衍生物的制备

1. 二溴化物的制备

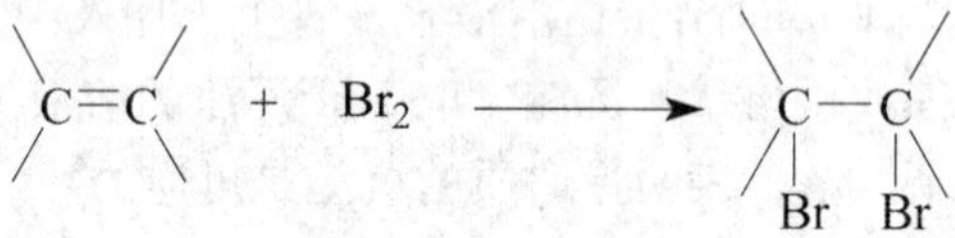

将0.2ml烯烃溶解于1ml干燥的四氯化碳中，加入10滴溴（注意溴对眼睛及黏膜有刺激作用），将试管冷却。在析出的晶体中加入5ml甲醇，加热至溶，过滤，滤液冷却得二溴化物固体。干后测其熔点。

为了避免取代反应同时发生，应尽可能避免光线直接照射试管。

2. 汞炔化物的制备

$$2RC \equiv CH + K_2HgI_4 \longrightarrow (RC \equiv C)_2Hg + 4KI + 2H_2O$$

将20~25mg炔烃溶于少量95%乙醇中，边摇边加入碱性碘化汞钾溶液，将生成的沉淀立即过滤，并用50%乙醇淋洗，抽干后在乙醇或苯中重结晶。干后测其熔点。

（二）卤代烃衍生物的制备

卤代脂肪烃与硫脲和苦味酸作用形成*S*-烃基异硫脲苦味酸盐，反应为：

$$RX + 2NH_2CSNH_2 \longrightarrow NH_2CS(NH)R + NH_2CSNH_3^+X^-$$

$$\underset{\text{苦味酸}}{NH_2CS(NH)R + C_6H_2(OH)(NO_2)_3} \longrightarrow \underset{S\text{-烃基异硫脲苦味酸盐}}{NH_2CS(NH)R \cdot C_6H_2(OH)(NO_2)_3}$$

取0.5g卤代烷溶于5ml乙醇中，加入0.5g粉状硫脲，在沸水浴中加热回流一定时间（回流时间决定于样品结构，如正氯丁烷需1h，伯溴或伯碘代烷需10~20min，仲溴或仲碘代烷需2~3h，苄基氯需0.5h，而一般的伯氯代烷需长达3~5h。若样品为伯氯代烷，为加速反应，可在起始的反应混合物中加入由0.5 g碘化钾制成的饱和水溶液，然后再加热回流）。回流完毕，加入0.5ml苦味酸的饱和乙醇溶液，混合后加热使呈清亮溶液。冷却，有*S*-烷基异硫脲苦味酸盐析出。滤出晶体，用乙醇重结晶。干后测其熔点。

（三）醇衍生物的制备

1. 3,5-二硝基苯甲酸酯的制备

3,5-二硝基苯甲酰氯与醇反应，生成固态的酯，常用于醇的结构确认，反应为：

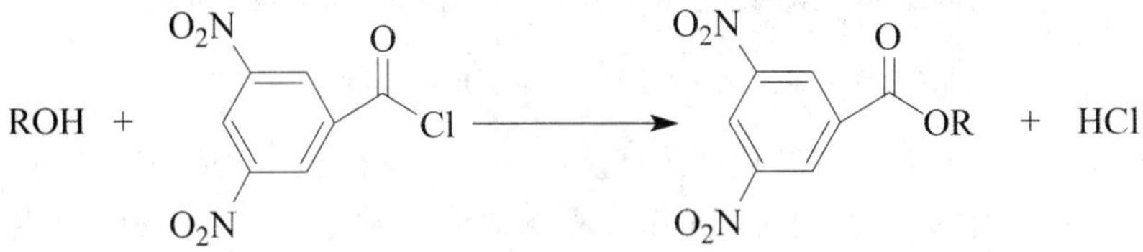

此外，对－硝基苯甲酰氯也可用于同种目的，操作亦相同，但生成的酯熔点较低，仅适用于多元醇或大分子量的醇。苯甲酰氯与醇生成的脂多为油状液体，作为鉴定醇的价值不大，但尚可用于多羟基化合物的鉴定。

将1ml醇样品与0.2g 3，5-二硝基苯甲酰氯加入装有冷凝管的干燥的反应瓶中，在热水浴中加热10min，然后加入5ml冷水，用冰水浴冷却。将析出的沉淀抽滤，用5ml 10%的碳酸钠溶液洗涤，然后用乙醇－水混合溶剂重结晶。干后测其熔点。

若在试验条件下不易酯化，可加入1ml吡啶以促使反应。

2. 芳胺基甲酸酯的制备

异氰酸苯酯和α-异氰酸萘酯与醇作用，生成相应的芳香族氨基甲酸酯，反应为：

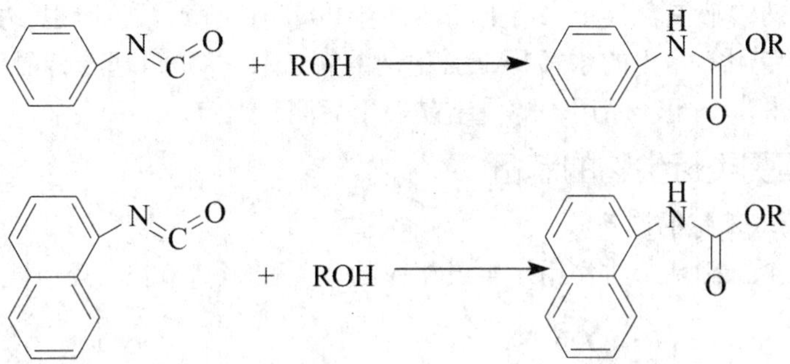

由于异氰酸苯酯有催泪性，故常选用α-异氰酸萘酯来确认醇的结构。制备操作需在无水条件下进行，否则产物会被水解分别生成二苯脲（m. p. 238℃）和α-萘脲（m. p. 297℃），它们不溶于水，不易与氨基甲酸酯分离。

在干燥试管中放置1ml无水醇，加入0.5ml异氰酸苯酯或α-异氰酸萘酯，管口用装有氯化钙干燥管的塞子塞住。如无反应发生，在沸水浴中加热2～3min，冷却，用玻璃棒擦刮试管内壁促使结晶，抽滤。用5ml热的石油醚（b. p. 60～90℃）溶解，趁热滤去不溶物（二苯脲或二α-萘脲）。冷却滤液，析出氨基甲酸酯晶体（若无晶体析出，可浓缩滤液至原体积的一半，再冷却即有晶体析出），抽滤收集晶体，用石油醚、氯仿或四氯化碳重结晶。

（四）酚衍生物的制备

1. 芳氧乙酸的制备

氯乙酸可与酚作用生成芳氧基乙酸，产物结晶良好，熔点敏锐，又可测定其中和当量以推断芳环上的取代情况，故常使用。

反应方程式如下：

$$ArONa + ClCH_2COONa \longrightarrow ArOCH_2COONa + NaCl$$

$$ArOCH_2COONa + HCl \longrightarrow ArOCH_2COOH + NaCl$$

将1g酚和3.5ml 33%的氢氧化钠溶液及2.5ml 50%的氯乙酸溶液加入装有冷凝管的反应瓶中，将混合物摇匀，必要时可加入少量水以溶解钠盐。于90～100℃水浴中加热回流1h。冷却后用10ml水稀释，用盐酸酸化至红色刚果红试纸变蓝。转入分液漏斗，用30ml乙醚萃取。醚层用10ml水洗涤后用25ml 5%的碳酸钠溶液萃取其中的芳氧乙酸。碳酸钠萃取液用稀盐酸酸化至红色刚果红试纸变蓝，有芳氧乙酸晶体析出。过滤收集晶体，用水或乙醇－水混合溶剂重结晶。干后测其熔点。

2. 2,4-二硝基苯芳醚的制备

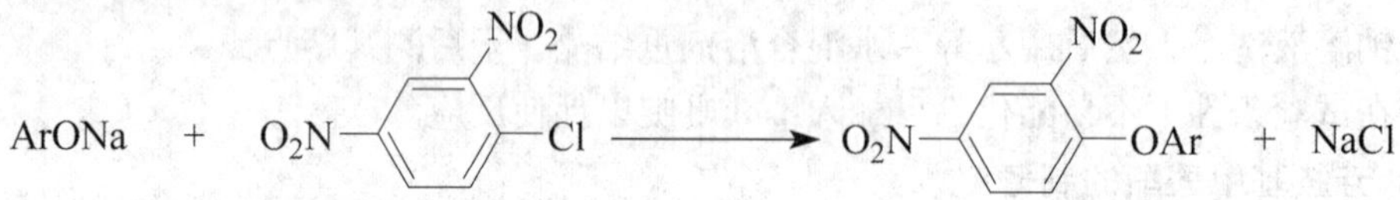

将1g的酚溶于1.6ml 33%氢氧化钠溶液中。另将2g的2，4-二硝基氯苯溶于约30ml 95%乙醇中。将两溶液混合，于水浴上加热回流30min，直到颜色减退，并有氯化钠沉淀析出为止。冷却后用等体积的水稀释，氯化钠溶解，2，4-二硝基苯芳醚沉淀析出，抽滤收集产品，用水淋洗。粗产品用乙醇重结晶。干后测其熔点。

（五）醛和酮类衍生物的制备

1. 2,4-二硝基苯腙的制备

醛、酮与2,4-二硝基苯肼作用，生成相应的2,4-二硝基苯腙，反应式如下：

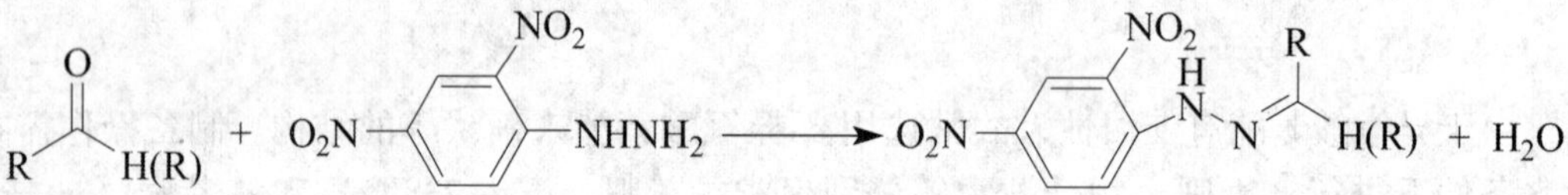

将0.2g 2,4-二硝基苯肼和2ml浓硫酸置于小锥形瓶中，在振荡下逐滴加水至全部固体溶解。趁热加入5ml 95%乙醇，在此溶液中加入0.2g醛或酮溶于10ml乙醇的溶液，搅拌片刻即有结晶析出。冷却，抽滤。粗品用水－乙醇混合溶剂或用乙酸重结晶。干后测其熔点。

若制得的2,4-二硝基苯腙熔点太高，可制得苯腙或对硝基苯腙。

2. 缩氨基脲的制备

醛、酮与氨基脲作用生成缩氨基脲衍生物，反应式如下：

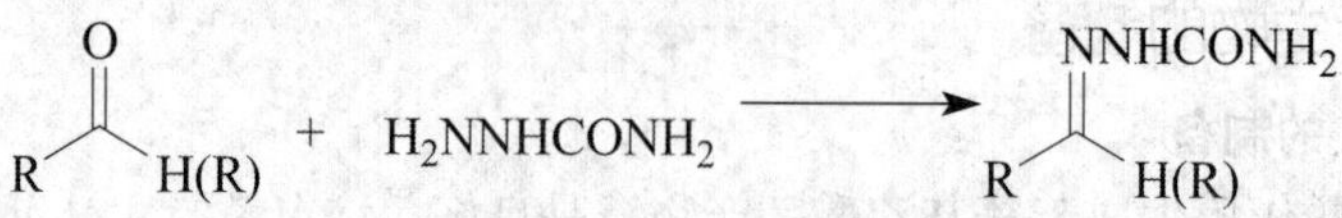

在试管中放置0.4g氨基脲盐酸盐、0.6g水合乙酸钠、3～4ml水，振荡溶解后加入0.2g醛或酮，摇匀。若出现浑浊，加入少量乙醇或水，使溶液澄清。剧烈振摇数分钟后

放置，在几分钟到几小时内将有缩氨基脲晶体析出。抽滤，用少量水洗涤晶体，用水、甲醇或乙醇重结晶。干后测其熔点。

高级羰基化合物形成的缩氨基脲很快析出结晶，大多数情况下，反应需要 1h 才能进行完全。

3．醛的双甲酮衍生物制备

醛与双甲酮作用，生成不溶于水的衍生物亚烷基双甲酮，反应式如下：

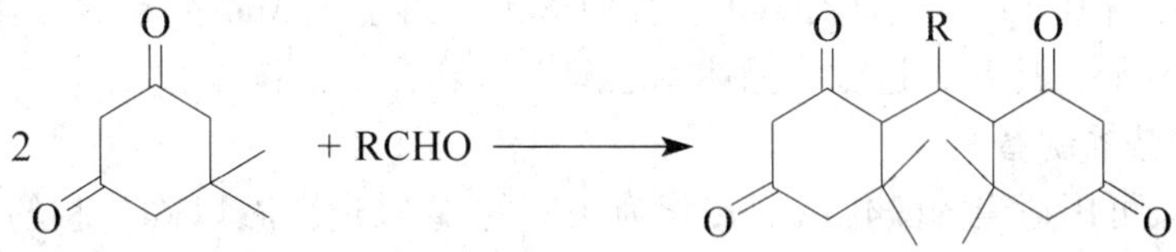

向 25ml 锥形瓶中加入 2ml 10% 的双甲酮乙醇溶液，加入 0. 1g 醛溶于 5ml 50% 乙醇的溶液，即有沉淀析出。如不立即析出沉淀，在沸水浴中加热 5 min，用冰水浴冷却。过滤，沉淀用乙醇或乙醇－水混合溶剂重结晶。干后测其熔点。

（六）羧酸衍生物的制备

1．*N*-对甲基苯基酰胺的制备

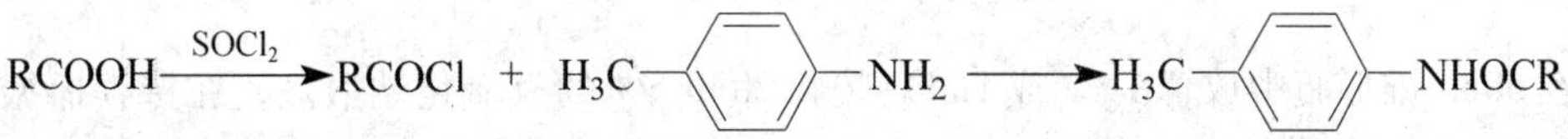

将 1mmol 的羧酸与 1. 1mmol 的纯氯化亚砜混合，于 70～80℃ 加热回流 30min，再加入过量的对甲苯胺，加热回流 15min，冷却，依次用稀盐酸及稀碳酸钠溶液萃取以除去过量的胺及未反应的酸，粗产品用稀乙醇重结晶。干后测其熔点。

若羧酸中含有少量水，可将其与碳酸钠反应制成干燥的羧酸盐，再与氯化亚砜反应。若是不饱和酸，可将其溶解于干燥苯中，再与氯化亚砜反应。少于 8 个碳原子的羧酸可直接与过量的对甲苯胺在 180～200℃ 共热，冷后用稀盐酸及稀氢氧化钠溶液萃取，粗产品用稀乙醇重结晶。

2．对硝基苄酯的制备

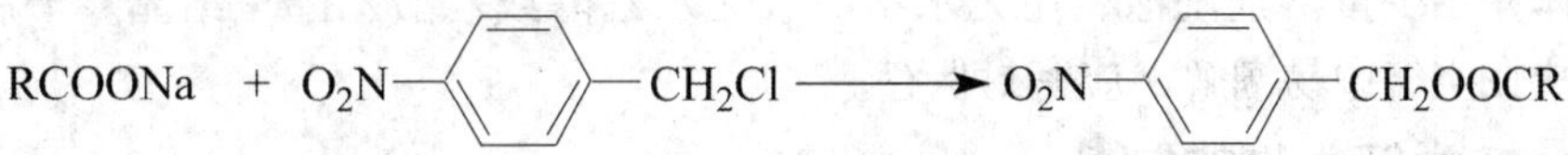

将 1mmol 羧酸用 5% 碳酸钠溶液中和。另将 0. 9mmol 的对硝基氯化苄（不要过量）溶于 5～8ml 乙醇中。将两溶液混合，加热回流 2h，粗产品用乙醇重结晶。干后测其熔点。

重结晶时，需长时间静置，才能使析出的油状物转变为结晶。也可制成苯甲酰甲酯、对氯或对溴苯甲酰甲酯、对联苯甲酰甲酯等。

（七）胺类衍生物的制备

1．苦味酸盐的制备

伯胺、仲胺、叔胺均可与苦味酸盐作用，生成稳定的分子化合物，其熔点具有特征性。大多数苦味酸盐是由1分子胺和1分子苦味酸结合而成的，反应式如下：

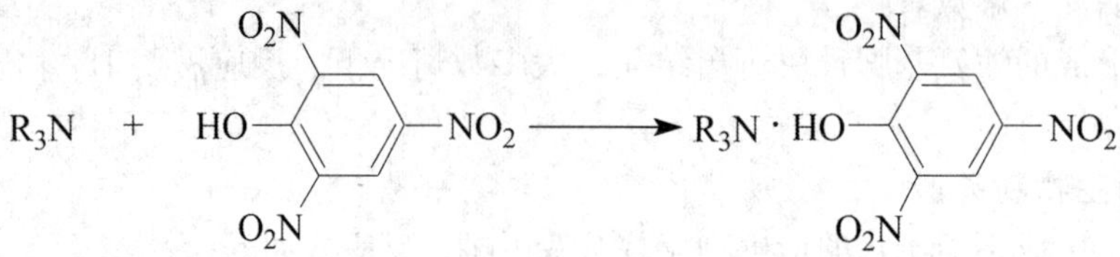

（R ═H 或烷基）

在试管中放置0.5g 胺，加入2ml 乙醇使溶解，再加入3ml 饱和的苦味酸乙醇溶液，在水浴上温热5min，冷却，过滤，晶体用乙醇重结晶。干后测其熔点。

2. 苯甲酰胺的制备

伯胺和仲胺可用适当的酰化试剂转化为相应的 *N*-取代酰胺以确认胺的结构。常用的酰化试剂为乙酐（适合于分子量较大的胺）、苯甲酰氯、对－硝基苯甲酰氯、3，5-二硝基苯甲酰氯等。选用何种酰化试剂主要取决于产物的结晶是否良好，熔点是否敏锐。此处仅介绍苯甲酰胺的制备方法，反应式如下：

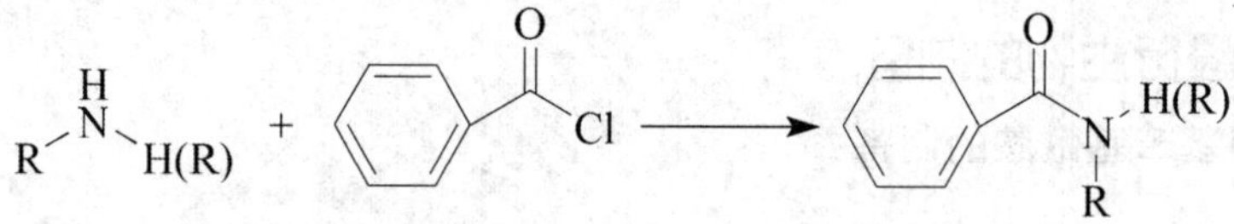

在50ml 锥形瓶中放置1g（或1ml）胺和20ml 5%的氢氧化钠溶液，在持续摇振下将2ml 苯甲酰氯分4批加入，激烈振荡5～10min 直至苯甲酰氯的气味消失。在全部过程中应始终保持溶液呈碱性。过滤收集生成的固体，用少量水洗涤，用乙醇或乙醇－水混合溶剂重结晶。干后测其熔点。

3. 季铵盐的制备

叔胺与碘甲烷作用，生成季铵盐，反应式如下：

$$R_3N + CH_3I \longrightarrow (R_3NCH_3)\ I$$

在干燥试管中混合0.5ml 或（0.5g）叔胺和0.5ml 碘甲烷（b.p.43℃），在手掌中温热5min，塞紧试管口，在冰浴中冷却10 min。然后加入2～3ml 无水乙醇或无水苯，抽滤析出的晶体并用少量溶剂洗涤，用无水甲醇或无水乙醇或乙酸乙酯重结晶。干后测其熔点。季铵盐在空气中易潮解，应密封保存。

（八）糖类衍生物的制备

1. 苯腙的制备

$$\begin{array}{l} CHO \\ | \\ (CH_2OH)_n \\ | \\ CH_2OH \end{array} + H_2NNHC_6H_5 \longrightarrow \begin{array}{l} CH{=}NNHC_6H_5 \\ | \\ (CH_2OH)_n \\ | \\ CH_2OH \end{array}$$

将1mmol 的糖及2mmol 的固体乙酸钠溶解于2ml 水中。另将0.9mmol 的苯肼盐酸盐溶于2ml 甲醇中。将两溶液混合，静置24～48h，冷却，抽滤收集析出的晶体，粗产品用

95%乙醇重结晶。

若苯腙晶体析出得慢，可滴加水至出现混浊，再冷却。也可制成对硝基苯腙或对溴苯腙等。

2. 糖脎的制备及转变为脎三唑

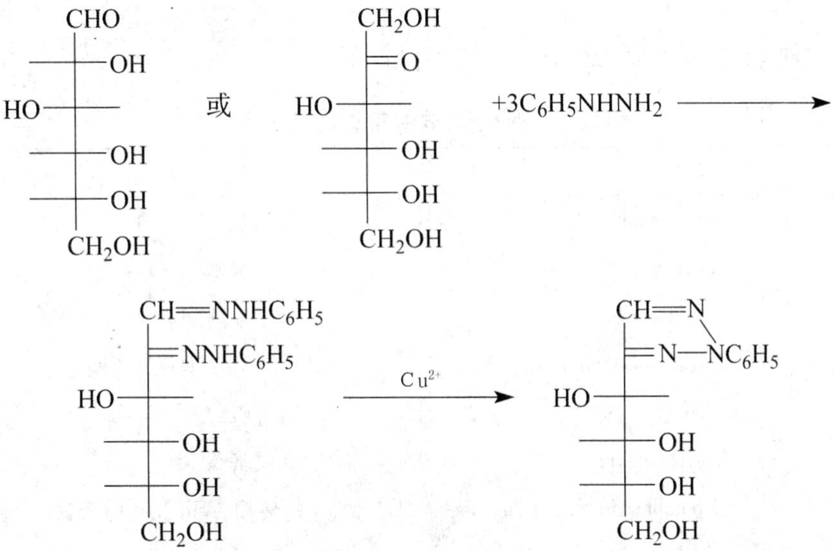

将0.1g糖、0.2g苯肼盐酸盐、0.3g乙酸钠与2ml水混合，用木塞塞住试管口（不能太紧），于沸水浴中加热，记录糖脎晶体析出所需的时间及颜色。粗产品用稀乙醇重结晶。

将0.1g葡萄糖脎、9ml水、2滴95%硫酸、0.3g硫酸铜、6ml异丙醇加入带有冷凝管的反应瓶中，加热回流1h。将反应液于水浴上浓缩至3～4ml，冷却，抽滤收集析出的晶体。将粗产品溶于12～14ml沸水中，加入活性炭脱色，趁热过滤。滤液在冰箱中冷却过夜，抽滤收集产品，用1ml水洗涤2遍，可在稀乙醇中重结晶。干后测其熔点。

附　录

一、有机化学中常见的英文缩写

附表 1　有机化学中常见的英文缩写

缩写	英文	中文
aa	acetic acid	乙酸
Ac	acetyl	乙酰基
acac	acetylacetonate	乙酰丙酮基
AIBN	azo-bis-isobutyronitrile	2,2′-二偶氮异丁腈
al	alcohol	醇(乙醇)
Am	amyl(pentyl)	戊基
9-BBN	9-borabicyclo[3.3.1]nonane	9-硼二环[3.3.1]壬烷
Bn	benzyl	苄基
BOC	t-butoxycarbonyl	叔丁氧羰基
Bpy(Bipy)	2,2′-bipyridyl	2,2′-联吡啶
Bu	n-butyl	正丁基
Bz	benzoyl	苯甲酰基
c-	cyclo-	环 -
Cat.	catalytic	催化剂
CBz	carbobenzoxy	苄氧羰基
chl	chloroform	氯仿
COT	1,3,5-cyclooctettraene	1,3,5-环辛四烯
Cp	cyclopentadienyl	环戊二烯基
Cr	crystal	结晶
CSA	10-camphor sulfonic acid	樟脑磺酸
CTAB	cetyl trimethyl ammonium bromide	十六烷基三甲基溴化铵
ctc	carbon tetrachloride	四氯化碳
Cy	cyclohexyl	环己基
dba	dibenzylidene acetone	苄叉丙酮

缩写	英文	中文
DBE	1,2-dibromoethane	1,2- 二溴乙烷
DBN	1,5-diazabicyclo[4. 3. 0]non-5-ene	二环[4. 3. 0]-1,5-二氮-5-十一烯
DBU	1,8-diazabicyclo[5. 4. 0]undec-7-ene	二环[5. 4. 0]-1,8-二氮-7-壬烯
DCC	1,3-dicyclohexyl carbodiimide	1,3-二环已基碳化二亚胺
DCE	1,2-dichloroethane	1,2-二氯乙烷
DDQ	2,3-dichloro-5,6-dicyano-1,4-benzoquinone	2,3-二氯-5,6-二氰-1,4-苯醌
DEA	diethylamine	二乙胺
DEAD	diethyl azo dicarboxyl	偶氮二甲酸二乙酯
Dibal-H	diisobutyl aluminum hydride	二异丁基氢化铝
diox	dioxane	二氧六环
diphos (dppe)	1,2-bis (diphenyl phosphino) ethane	1,2-双(二苯基膦)乙烷
diphos-4(dppb)	1,4-bis (diphenyl phosphino) butane	1,2-双(二苯基膦)丁烷
DMAP	4-dimethylamino pyridine	4-二甲氨基吡啶
DME	dimethoxyethane	二甲醚
DMF	dimethyl formarnide	二甲基甲酰胺
DMSO	dimethyl sulfoxide	二甲亚砜
dppf	bis (diphenylphosphino) ferrocexide	双(二苯基膦基)二茂铁
dppp	1,3-bis (diphenylphosphino) propane	1,3-双(二苯基膦基)丙烷
dvb	divinylbenzene	二乙烯苯
e-	electrolysis	电解
% ee	% enantiomeric excess	对映体过量百分比
% de	% diasteromeric excess	非对映体过量百分比
EDA (en)	ethylenediamine	乙二胺
EDTA	ethylenediamine tetraacetic acid	乙二胺四乙酸二钠
Et	ethyl	乙基
eth	ether	醚,乙醚
et. ac	ethyl acetate	乙酸乙酯
FMN	flavin mononucleotide	黄素单核苷酸
FVP	flash vacuum pyrolysis	闪式真实热解法
1,5-HD	1,5-hexadienyl	1,5-已二烯
HMPA	hexamethyl phosphoramide	六甲基磷酸三胺

缩写	英文	中文
HMPT	hexamethyl phosphorus triamide	六甲基磷酰胺
hp	heptane	庚烷
hx	hexane	己烷
iPr	isopropyl	异丙基
LAH	lithium aluminum hydride	氢化铝锂($LiAlH_4$)
LDA	lithium diisopropylamide	二异丙基氨基锂
lig	ligroin	石油英
mCPBA	meta-cholorperoxy benzoic acid	间氯过苯酸
Me	methyl	甲基
MEM	b-methoxyethoxymethyl	甲氧基乙氧基甲基
Mes	mesityl	均三甲苯基(1,3,5-三甲基苯基)
MOM	methoxymethyl	甲氧甲基
MTM	methylthiomethyl	二甲硫醚
n-	normalchain	正,直链
n	refractive index	折射率
Naphth	naphthyl	萘基
NBD	norbornadiene	二环庚二烯(降冰片二烯)
NBS	*N*-bromosuccinimide	*N*-溴代丁二酰亚胺(*N*-溴代琥珀酰亚胺)
NCS	*N*-chlorosuccinimide	*N*-氯代丁二酰亚胺(*N*-氯代琥珀酰亚胺)
Ni(R)	raneynickel	雷尼镍
NMO	*N*-methylmorpholine-n- oxide	*N*-甲基氧化吗啉
o-	ortho	邻(位)
org	organic	有机的
os	organic solvent	有机溶剂
p-	para	对(位)
PCC	pyridinium chlorochromate	吡啶氯铬酸盐
PEG	polyethylene glycol	聚乙二醇
peth	petroleum ether	石油醚

缩写	英文	中文
Ph	phenyl	苯基
PhH	benzene	苯
Phth	phthaloyl	邻苯二甲酰
Py	pyridine	吡啶
Pip	pieridyl	哌啶基
rac	racemic	外消旋的
sBu	sec-butyl	仲丁基
sBuLi	sec-butyllithium	仲丁基锂
sulf	sulfuricacid	硫酸
t-	tertiary	第三的,叔
TBDMS	t-butyldimethylsilyl	叔丁基二甲基硅烷基
TBAF	tetrabutylammonium fluoride	氟化四丁基铵
TBHP	t-butylhydroperoxide	过氧叔丁醇
t-Bu	tert-butyl	叔丁基
TEBA	triethyl benzyl ammonium	三乙基苄基胺
TFA	trifluoroacetic acid	三氟乙酸
TFAA	trifluoroacetic anhydride	三氟乙酸酐
Tol	Tolyl	甲苯基
THF	tetrahydrofuran	四氢呋喃
THP	tetrahydropyranyl	四氢吡喃基
TMEDA	tetramethyl ethylenediamine	四甲基乙二胺
TMP	2,2,6,6-tetramethyl piperidine	2,2,6,6-四甲基哌啶
TMS	trimethylsilyl	三甲基硅烷基
Tr	trityl	三苯基
to	toluene	甲苯
xyl	xylene	二甲苯

二、常用有机溶剂的沸点及相对容度

附表 2 常用有机深剂的沸点及相对密度

名称	b. p. (℃)	d_4^{20}	名称	b. p. (℃)	d_4^{20}
甲醇	64.9	0.7914	苯	80.1	0.8786
乙醇	78.5	0.7893	甲苯	110.6	0.8669
乙醚	34.5	0.7137	二甲苯	140.0	
丙酮	56.2	0.7899	氯仿	61.7	1.4832
乙酸	117.9	1.0492	四氯化碳	76.5	1.5940
乙酐	139.5	1.0820	二硫化碳	65.2	1.2632
乙酸乙酯	77.0	0.9003	正丁醇	117.2	0.8098
二氧六环	101.7	1.0337	硝基苯	210.8	1.2037

三、水蒸气压力表

附表 3 水蒸气压力表

t(℃)	p(mmHg)	t(℃)	p(mmHg)	t(℃)	p(mmHg)
0	4.579	19	16.477	50	92.510
1	4.926	20	17.535	55	118.040
2	5.294	21	18.650	60	149.380
3	5.685	22	19.827	65	187.540
4	6.101	23	21.068	70	283.700
5	6.543	24	22.377	75	289.100
6	7.013	25	23.756	80	355.100
7	7.513	26	25.209	85	433.600
8	8.045	27	26.739	90	525.760
9	8.609	28	28.349	91	546.050
10	9.209	29	30.043	92	566.990
11	9.844	30	31.824	93	588.600
12	10.518	31	33.695	94	610.900
13	11.231	32	35.663	95	633.900
14	11.987	33	37.729	96	657.620
15	12.788	34	39.898	97	682.070
16	13.634	35	42.175	98	707.270
17	14.530	40	55.324	99	733.240
18	15.477	45	71.880	100	760.000

注：据温度范围 0 ~ 100℃，1 mmHg = (1/760) atm = 133.332Pa。

四、常用溶剂和特殊试剂的纯化

市售试剂规格一般分为一级（GR）保证试剂；二级（AR）分析纯试剂；三级（CP）化学纯试剂；四级（LR）实验试剂。大多有机试剂与溶剂性质不稳定，久贮易变色、变质，而化学试剂和溶剂的纯度直接关系到反应速率、反应产率及产物纯度。为了合成某一目标分子，选择什么规格的试剂以及为满足合成反应的特殊要求，对试剂与溶剂进行纯化处理，这些都是有机合成的基本知识与基本操作内容。以下将介绍一些常用试剂和某些溶剂在实验室条件下的纯化方法及相关性质。

1. 无水乙醇（absolute ethyl alcohol）

b. p. 78. 5℃，n_D^{20} 1. 3611，d_4^{20} 0. 7893

市售的无水乙醇一般只能达到99. 5%的纯度，而在许多反应中则需用纯度更高的乙醇，因此经常需自己制备绝对乙醇。通常工业用的95. 5%的乙醇不能直接用蒸馏法制取无水乙醇，因为95. 5%乙醇和4. 5%的水可形成恒沸混合物。要把水除去，第一步是加入氧化钙（生石灰）煮沸回流，使乙醇中的水与生石灰作用生成氢氧化钙，然后再将无水乙醇蒸出。这样得到的无水乙醇，纯度最高约为99. 5%。如用更高纯度的无水乙醇，可用金属镁或金属钠进行处理。

（1）用95. 5%的乙醇初步脱水制取99. 5%的无水乙醇　在250ml的圆底烧瓶中，放入45g生石灰、100ml 95. 5%乙醇，装上带有无水氯化钙干燥管的回流冷凝管，在水浴上回流2～3h，然后改装成蒸馏装置，进行蒸馏，收集产品70～80ml。

（2）用99. 5%的乙醇制取绝对无水乙醇（99. 99%）

方法一：用金属镁制取

反应式：$2C_2H_5OH + Mg \longrightarrow (C_2H_5O)_2Mg + H_2\uparrow$

乙醇中的水，即与乙醇镁作用形成氧化镁和乙醇。

$$(C_2H_5O)_2Mg + H_2O \longrightarrow 2C_2H_5OH + MgO$$

实验步骤：在250ml圆底烧瓶中，放置0. 80g干燥纯净的镁条，7～8ml 99. 5%乙醇，装上回流冷凝管，并在冷凝管上端安装一支无水氯化钙干燥管（以上所用仪器都必须是干燥的），在沸水浴上或用小火直接加热达微沸。移去热源，立即加入几粒碘片（此时注意不要振荡），顷刻即在碘粒附近发生作用，最后可以达到相当剧烈的程度，有时作用太慢则需加热，如果在加碘之后，作用仍不开始，可再加入数粒碘（一般讲，乙醇与镁的作用是缓慢的，如所用乙醇含水量超过0. 5%时，作用尤其困难）。待全部镁已经作用完毕后，加入100ml 99. 5%乙醇和几粒沸石。回流1h，蒸馏，收集产品并保存于玻璃瓶中，用一橡皮塞塞住，这样制备的乙醇纯度超过99. 99%。

注意事项：

（1）由于无水乙醇具有很强的吸水性，在操作过程中必须防止一切水汽侵入仪器中，所用的仪器必须事先干燥。而在使用时操作也必须迅速，以免吸收空气中的水分。

（2）在以上方法中，困难在于促使镁与乙醇开始作用的第一步，如果所制的乙醇中含有少量甲醇对实验并无影响时，则开始所用的 7 ~ 8ml 乙醇可以用甲醇代替，因为甲醇与镁的反应较易进行。

方法二：用金属钠制取金属钠与金属镁的作用相似，当金属钠溶于乙醇时生成乙醇钠：

$$C_2H_5OH + Na \longrightarrow C_2H_5ONa + 1/2H_2 \uparrow$$

由于以下反应趋向于右方，乙醇中大部分水分形成氢氧化钠：

$$C_2H_5ONa + H_2O \rightleftharpoons C_2H_5OH + NaOH$$

再通过蒸馏即可得到所需的无水乙醇。由于以上反应的可逆性，这样制备的乙醇还含有极少量的水，但已符合一般的实验要求。

实验步骤：在 250ml 圆底烧瓶中，将 2.0g 金属钠溶于 100ml 纯度至少是 99% 的乙醇中，加入几粒沸石，装一球形冷凝管，回流 30min 后进行蒸馏。产品储于玻璃瓶中，用一橡皮塞塞住。

2. 无水乙醚（absolute diethyl ether）

b. p. 34.5℃，n_D^{20} 1.3526，d_4^{20} 0.7137

市售的无水乙醚常含有一定量的水、乙醇和少量其他杂质，如贮藏不当还容易产生少量的过氧化物，对于一些要求以无水乙醚作为介质的反应，实验室中常常需要把普通乙醚提纯为无水乙醚。

实验步骤：

（1）过氧化物的检验与除去　取 0.5ml 乙醚，加入 0.5ml 2% 碘化钾溶液和几滴稀盐酸（2mol/L）一起振荡，再加几滴淀粉溶液。若溶液显蓝色或紫色，即证明乙醚中有过氧化物存在。除去的方法是：在分液漏斗中加入普通乙醚和相当于乙醚体积 20% 的新配制的硫酸亚铁溶液，剧烈振荡后分去水层，将乙醚按下述方法精制。

（2）无水乙醚的制备　在 250ml 圆底烧瓶中，放置 100ml 除去过氧化物的普通乙醚和几粒沸石，装上冷凝管。冷凝管上端通过一带有侧槽的橡皮塞，插入盛有 10ml 浓硫酸的滴液漏斗，通入冷凝水，将浓硫酸慢慢滴入乙醚中。由于脱水作用所产生的热量，使乙醚自行沸腾，加完后振荡反应物。

待乙醚停止沸腾后，拆下冷凝管，改成蒸馏装置。在接收乙醚的接引管支管上连一氯化钙干燥管，并用橡皮管将乙醚蒸汽引入水槽。向蒸馏瓶中加入沸石后，用水浴加热（禁止明火）蒸馏。蒸馏速率不宜太快，以免冷凝管不能冷凝全部的乙醚蒸气。当蒸馏速率显著下降时（收集到 70 ~ 80ml 左右），即可停止蒸馏。瓶内所剩残液，倒入指定的回收瓶中（切记，不能向残余液内加水）。

将蒸馏收集到的乙醚倒入干燥的锥形瓶中，加入少量钠丝或钠片，然后使用一个带有干燥管的软木塞塞住，放置 48h，使乙醚中残余的少量水和乙醇转变成氢氧化钠和乙醇钠。如果在放置之后全部的金属钠已经作用完了，或钠的表面全部被氢氧化钠所覆盖，就需要再加入少量的钠丝或钠片。观察有无气泡发生，放置至无气泡产生为止，再倒入或滤入一干燥的玻璃瓶中，加入少许钠片，然后将其用一个有锡纸的软木塞塞住。除非在必要时，不要把无水乙醚由一个瓶移入另一瓶（由于乙醚的高度挥发，在蒸发时温度下降，于是空气中的水气凝聚下来，使乙醚受潮，这种现象在夏天潮湿的季节特别明显）。这样制备的乙醚符合一般要求。如果需要纯度更高的乙醚，需在氮气保护下，将上述处理的乙醚再加入钠丝，回流，直至加入二苯酮，使溶液变深蓝色，经蒸馏使用。

注意事项：

（1）硫酸亚铁溶液的配制　在110ml水中加入6ml浓硫酸和60g硫酸亚铁，溶解即可。硫酸亚铁溶液久置后容易氧化变质，需在使用前临时配制。

（2）除去乙醚中的少量过氧化物　加入质量分数为2%的氯化亚锡溶液，回流0.5h。

3. 丙酮（acetone）

b. p. 56. 2℃，n_D^{20} 1. 3588，d_4^{20}0. 7899

市售丙酮往往含有甲醇、乙醛、水等杂质，利用简单的蒸馏方法，不能把丙酮和这些杂质分离开。含有上述杂质的丙酮，不能作为某些反应（如 Grignard 反应）的合适原料，需经过处理后才能使用。

三种处理方法如下：

（1）于100ml丙酮中，加入0. 50g高锰酸钾进行回流。若高锰酸钾的紫色很快褪掉，需再加入少量高锰酸钾继续回流，直至紫色不再褪时，停止回流，将丙酮蒸出，于所蒸出的丙酮中加入无水碳酸钾进行干燥，1h后，将丙酮滤入蒸馏瓶中蒸馏，收集55～56. 5℃的蒸出液。

（2）于100ml丙酮中，加入4ml 10%的硝酸银溶液及3. 5ml 0. 1mol/L的氢氧化钠溶液，振荡10min，然后再向其中加入无水硫酸钙进行干燥，1h后蒸馏，收集55～56. 5℃的蒸出液。

（3）于100ml丙酮中，加入3ml饱和的高锰酸钾溶液，放置3～4天后（若颜色消褪，需要再加一些高锰酸钾溶液）蒸出丙酮；并于所蒸出的丙酮中放入无水硫酸钙进行干燥，1h后，将丙酮滤入蒸馏瓶中蒸馏，收集55～56. 5℃的蒸出液。

4. 无水甲醇（absolute methyl alcohol）

b. p. 64. 9℃，n_D^{20} 1. 3288，d_4^{20} 0. 7914

市售的甲醇大多数是通过合成法制备，一般纯度能达到99. 85%，其中可能含有极少量的杂质，如水和丙酮。由于甲醇和水不能形成恒沸混合物，故无水甲醇可以通过高效精馏柱分馏得到纯品。甲醇有毒，处理时应避免吸入其蒸气。

5. 正丁醇（N-butyl alcohol）

b. p. 117. 2℃，n_D^{20} 1. 3993，d_4^{20} 0. 8098

用无水碳酸钾或无水硫酸钙进行干燥，过滤后，将滤液进行分馏，收集纯品。

6. 苯（benzene）

b. p. 80. 1℃，n_D^{20} 1. 5011，d_4^{20} 0. 8786

普通苯可能含有少量噻吩。

（1）噻吩的检验　取5滴苯于小试管中，加入5滴浓硫酸及1～2滴1%α，β-吲哚醌的浓硫酸溶液，振荡后呈墨绿色或蓝色，说明含有噻吩。

（2）除去噻吩 可用相当于苯体积12%的浓硫酸洗涤数次，直至酸层呈无色或浅黄色；然后再分别用水、10%碳酸钠水溶液和水洗涤，用无水氯化钙干燥过夜，过滤后进行蒸馏，收集纯品。若要进一步除水，可在上述的苯中加入钠丝去水，再经蒸馏。

7. 甲苯（toluene）

b. p. 110. 6℃，n_D^{20} 1. 4961，d_4^{20} 0. 8669

用无水氯化钙将甲苯进行干燥，过滤后加入少量金属钠片，再进行蒸馏，即得无水甲苯。普通甲苯中可能含有少量甲基噻吩。

除去甲基噻吩的方法：在100ml甲苯中加入100ml浓硫酸，摇荡约30min（温度不要超过30℃），除去酸层；然后再分别用水、10%碳酸钠溶液和水洗涤，以无水氯化钙干燥过夜；过滤后进行蒸馏，收集纯品。

8. 氯仿（chloroform）

b. p. 61. 7℃，n_D^{20} 1. 4459，d_4^{20} 1. 4832

普通用的氯仿含有1%乙醇（它是作为稳定剂加入的，以防止氯仿分解为有毒的光气）。

除去乙醇的方法：用其体积一半的水洗涤氯仿5～6次，然后用无水氯化钙干燥24h，进行蒸馏，收集的纯品要放置于暗处，以免受光分解而形成光气。

氯仿不能用金属钠干燥，否则会发生爆炸。

9. 乙酸乙酯（ethyl acetate）

b. p. 77. 0℃，n_D^{20} 1. 3723，d_4^{20} 0. 9003

市售的乙酸乙酯中含有少量水、乙醇和乙酸，可用下列方法提纯：

（1）用等体积的5%碳酸钠水溶液洗涤后，再用饱和氯化钙水溶液洗涤数次，以无水碳酸钾或无水硫酸镁进行干燥。过滤后蒸馏，即得纯品。

（2）于100ml乙酸乙酯中加入10滴乙酐、1滴浓硫酸，加热回流4h，除去乙醇和水等杂质，然后进行分馏。馏液用2～3g无水碳酸钾振荡，干燥后再蒸馏，纯度可达99. 7%。

10. 石油醚（petroleum）

石油醚为轻质石油产品，是分子量较小的烃类（主要是戊烷和己烷）的混合物。其沸程为30～150℃，收集的温度区间一般为30℃左右，如有30～60℃（d_4^{15} 0. 59～0. 62），60～90℃（d_4^{15} 0. 64～0. 66），90～120℃（d_4^{15} 0. 67～0. 72），120～150℃（d_4^{15} 0. 72～0. 75）等沸程规格的石油醚。石油醚中含有少量不饱和烃，沸点与烷烃相近，不能用蒸馏法分离，必要时可用浓硫酸和高锰酸钾把它除去。通常将石油醚用其体积1/10的浓硫酸洗涤两三次，再用10%的硫酸加入高锰酸钾配成的饱和溶液洗涤，直至水层中的紫色消失为止；然后再用水洗，经无水氯化钙干燥后蒸馏。如需要绝对干燥的石油醚，则需加入钠丝（见无水乙醚处理）。

使用石油醚作溶剂时，由于轻组分挥发快，溶解能力降低，通常在其中加入苯、氯仿、乙醚等以增加其溶解能力。

11. 吡啶（pyridine）

b. p. 115. 2℃，n_D^{20} 1. 5095，d_4^{20} 0. 9819

用粒状氢氧化钠或氢氧化钾干燥过夜，然后进行蒸馏，即得无水吡啶。吡啶容易吸水，蒸馏时要注意防潮。

12. *N*，*N*-二甲基甲酰胺（*N*，*N*-dimethylformamide DMF）

b. p. 153. 0℃，n_D^{20} 1. 4305，d_4^{20} 0. 9487

市售三级以上 *N*，*N*-二甲基甲酰胺含量不低于 95%，主要杂质为胺、氨、甲醛和水。在常压蒸馏会有些分解，产生二甲胺和一氧化碳，若有酸、碱存在，分解加快。

先用无水硫酸镁干燥 24h，再加固体氢氧化钾振摇干燥，然后减压蒸馏，收集 76℃/4. 79kPa 的馏分。如其中含水较多时，可加入 1/10 体积的苯，在常压蒸去苯、水、氨和胺，再进行减压蒸馏。若含水量较低时（低于 0. 05%），可用 4A 型分子筛干燥 12h 以上，再蒸馏。二甲基甲酰胺见光可慢慢分解为二甲胺和甲醛，故宜避光储存。

13. 四氯化碳（tetrachloromethane）

b. p. 76. 5℃，n_D^{20} 1. 4601，d_4^{20} 1. 5940

普通四氯化碳中含二硫化碳约 4%。

纯化方法：1L 四氯化碳与 60g 氢氧化钾溶于 60ml 水和 100ml 乙醇配成的溶液一起在 50 ~ 60℃剧烈振荡 0. 5h，用水洗后，减半量重复振荡一次，分出四氯化碳，先用水洗，再用少量浓硫酸洗至无色，然后再用水洗，用无水氯化钙干燥，蒸馏即得。

四氯化碳不能用金属钠干燥，否则会发生爆炸。

14. 碘甲烷（iodomethane）

b. p. 42. 5℃，n_D^{20} 1. 5380，d_4^{20} 2. 2790

无色液体，见光变褐色，游离出碘。

纯化方法：用硫代硫酸钠或亚硫酸钠的稀溶液反复洗至无色，然后用水洗，用无水氯化钙干燥，蒸馏。

碘甲烷应盛于棕色瓶中，避光保存。

15. 溴（bromine）

b. p. 58℃，m. p. 7. 3℃，d_4^{20} 3. 12

红棕色发烟液体，稍溶于水，溶于醇和醚，可用浓硫酸与溴一起摇振使其脱水干燥，再将酸分去。

溴对呼吸器官、皮肤、眼睛等均有强腐蚀性，操作时应注意防护。若接触到皮肤时，应迅速用大量水洗，用乙醇洗，再依次用水、碳酸氢钠水溶液洗。

16. 二氯甲烷（dichloromethane）

b. p. 39. 7℃，n_D^{20} 1. 4242，d_4^{20} 1. 3266

二氯甲烷是无色挥发性液体，蒸气不能燃烧，与空气混合也不发生爆炸，微溶于水，能与醇、醚混合。它可以代替醚作萃取溶剂用。

二氯甲烷纯化可用浓硫酸振荡数次，至酸层无色为止。水洗后，用 5% 的碳酸钠洗涤，然后再用水洗。以无水氯化钙干燥，蒸馏，收集 39. 5 ~ 41℃的馏分。二氯甲烷不能用金属钠干燥，因会发生爆炸。同时注意不要在空气久置，以免氧化。应贮存于棕色瓶内。

17. 苯甲醛（benzaldehyde）

b. p. 179. 0℃，n_D^{20} 1. 5463，d_4^{20} 1. 0415

带有苦杏仁味的无色液体，能与乙醇、乙醚及氯仿混溶，微溶于水。由于在空气中易被氧化成苯甲酸，使用前需经蒸馏，b. p. 64 ~65℃/1. 60kPa（12mmHg）。

低毒，但对皮肤有刺激，触及皮肤可用水洗。

18. 二氧六环（dioxane）

b. p. 101. 7℃，n_D^{20} 1. 3796，d_4^{20} 1. 0337

与水互溶，无色，易燃，能与水形成共沸物（含量为 81. 6%，b. p. 87. 8℃）。普通品中含有少量二乙醇缩醛及水。

纯化方法：可加入 10% 的浓盐酸，回流 3h，同时慢慢通入氮气，以除去生成的乙醛。冷却后，加入粒状氢氧化钾直至其不再溶解；分去水层，再用粒状氢氧化钾干燥一天；过滤，在其中加入金属钠回流数小时，蒸馏。

可加入钠丝保存。久贮的二氧六环中可能含有过氧化物，要注意除去，然后再处理。

19. 苯胺（aniline）

b. p. 184. 1℃，n_D^{20} 1. 5863，d_4^{20} 1. 0217

在空气中或光照下苯胺颜色变深，应密封贮存于避光处。苯胺稍溶于水，能与乙醇、氯仿和大多数有机溶剂互溶。可与酸成盐，苯胺盐酸盐 m. p. 为 198℃。

市售苯胺经氢氧化钠（钾）干燥。

纯化方法：为除去含硫的杂质，可在少量氯化锌存在下，可用氮气保护，水泵减压蒸馏，b. p. 77 ~78℃/2. 00kPa（152mmHg）。

吸入苯胺蒸气或经皮肤吸收会收起中毒症状。

20. 水合肼（hydrazinehydrate）

水合肼是肼与一分子水的缔合物，在合成中常用 85% 浓度的肼的水溶液。

（1）制备 85% 的水合肼　取 100g 40% ~45% 市售水合肼和 200g 二甲苯的混合物，进行分馏，可在 99℃时蒸出水 - 二甲苯共沸物，再在 118 ~119℃蒸出 85% 的水合肼。

（2）制备 90% ~95% 的水合肼　取 114ml 40% ~45% 的水合肼和 230ml 二甲苯，装高效分馏柱，油浴加热分馏；约带出 85ml 水后，再进行蒸馏，收集 113 ~125℃的馏分。肼浓度愈高，愈容易爆炸。蒸馏时，不宜蒸得过干，应在防爆通风橱内进行。

将 85% 的水合肼和等量粒状氢氧化钠在油浴中加热至 113℃，并在此温度下保温 2h，再逐渐升温至 150℃，即可蒸出肼，浓度为 95% 左右。

肼严重腐蚀皮肤、眼、鼻喉，特别是黏膜。如不慎触及皮肤，可用稀醋酸洗涤，必要时服用葡萄糖以解除毒性。

21. 1,2-二氯乙烷（1，2-dichloroethane）

b. p. 83. 4℃，n_D^{20} 1. 4448，d_4^{20} 1. 2531

1，2-二氯乙烷是无色液体，有芳香气味，溶于 120 份水中，可与水形成恒沸物（含水 18. 5%，b. p. 72℃），可与乙醇、乙醚和氯仿相混合。在重结晶和萃取时是很有用的溶剂。

纯化方法：可依次用浓硫酸、水、稀碱溶液和水洗涤，然后用无水氯化钙干燥，或加入五氧化二磷（20g/L），加热回流2h，常压蒸馏即可。

22. 亚硫酰氯（thionjlchloride）

b. p. 75. 8℃，n_D^{20} 1. 5170，d_4^{20} 1. 656

又称氯化亚砜，为无色或微黄色液体，有刺激性，遇水强烈分解，工业品常含有氯化砜、一氯化硫、二氯化硫，一般经蒸馏纯化，但经常仍有黄色。需要更高纯度的试剂时，可用喹啉和亚麻油依次重蒸纯化，但处理手续麻烦，收率低，剩余残渣难以洗净。使用硫磺处理，操作较为方便，效果较好。搅拌下将硫磺（20g/L）加入亚硫酰氯中，加热，回流4. 5h，用分馏柱分馏，得无色纯品。

操作中要小心，本品对皮肤与眼睛有刺激性。

23. 冰醋酸（acetic acid，glacial acetic acid）

b. p. 117. 9℃，n_D^{20} 1. 3716，d_4^{20} 1. 0492

将市售乙酸在4℃下慢慢结晶，并在冷却下迅速过滤，压干。少量的水可用五氧化二磷（10g/L）回流干燥几小时除去。

冰醋酸对皮肤有腐蚀作用，接触到皮肤或溅到眼睛里时，要用大量水冲洗。

24. 醋酸酐（acetic anhydride）

b. p. 139. 6℃，n_D^{20} 1. 3904，d_4^{20} 1. 0820

加入无水碳酸钠（20g/L）回流并蒸馏，醋酸酐对皮肤有严重腐蚀作用，使用时需戴防护眼镜及手套。

25. 二甲亚砜（dimethyl sulfoxide，DMSO）

b. p. 189℃，n_D^{20} 1. 4783，d_4^{20} 1. 0954

二甲亚砜为无色、无味、微带苦味的吸湿性液体，是一种优异的非质子极性溶剂，常压下加热至沸腾可部分分解。市售试剂级二甲亚砜含水量约为1%。纯化时，通常先减压蒸馏，然后用4A型分子筛干燥，或用氢化钙粉末（10g/L）搅拌48h，再减压蒸馏，收集64～65℃/0. 533kPa（4mmHg）、71～72℃/2. 80kPa（21mmHg）的馏分。蒸馏时，温度不宜高于90℃，否则会发生歧化反应，生成二甲砜和二甲硫醚。二甲亚砜与某些物质（如氢化钠、高碘酸、高氯酸镁等）混合时可发生爆炸，应注意安全。

五、常用试剂的配制

试剂	配制方法	备注
托伦试剂	取0. 5ml 5% $AgNO_3$ 溶液和1滴5%氢氧化钠溶液于试管中，再滴加稀氨水，直到沉淀恰好溶解为无色澄清液即可	现配现用
氯化亚铜氨溶液	取0. 5ml 2% Cu_2Cl_2 溶液于试管中，再滴加稀氨水，直到蓝色澄清透明液即可	现配现用
卢卡斯试剂	将34g熔化过的无水氯化锌溶于23ml纯的浓盐酸同时冷却，以防氯化氢逸出，约得35ml溶液，放冷后即得	密封保存于玻璃瓶中

试 剂	配 制 方 法	备 注
2，4-二硝基苯肼试剂	将3g 2，4-二硝基苯肼溶于15ml浓硫酸，将此溶液慢慢加入到70ml 95%乙醇中再用蒸馏水稀释到100ml，搅拌使其混合均匀，过滤即得	储存于棕色试剂瓶中
饱和亚硫酸氢钠溶液	在120ml 40%亚硫酸氢钠溶液中，加入30ml不含醛的无水乙醇，如有少量的亚硫酸氢钠结晶析出，必须滤去，或倾斜上层清液，此溶液不稳定，容易被氧化或分解。因此，不能保存很久	使用前配制
碘试剂	将25g碘化钾溶于100ml蒸馏水中，再加入12.5g碘，搅拌使其溶解	
费林试剂	费林试剂A：将34.6g硫酸铜溶于500ml蒸馏水中，混浊时过滤；费林试剂B：将173g酒石酸钾钠和70g氢氧化钠溶于500ml蒸馏水中，使用时等量混合	两溶液分别保存
希夫试剂	将0.2g品红盐酸盐溶于100ml热水中，冷却后，加入2g亚硫酸氢钠及2ml浓盐酸，用水稀释到200ml，待红色褪去即可使用。若呈粉红色，可加入少量活性炭振荡过滤	密封保存于棕色瓶试剂瓶中
莫立许试剂	将10g α-萘酚溶于适量的75%乙醇中，再用同样的乙醇稀释至100ml	使用前配制
塞利凡诺夫试剂	将0.05g间苯二酚溶于50ml浓盐酸中，用水稀释至100ml	
班氏试剂	将11.5g无水碳酸钠和20g柠檬酸钠溶于100ml热蒸馏水中。在不断搅拌下把含2g硫酸铜结晶的20ml水溶液慢慢地加到上述溶液中。此混合液应十分清彻。若混浊，需过滤后方可使用	此溶液放置而不易变质，不必配成A、B溶液分开
β-萘酚碱溶液	0.4g β-萘酚溶于4ml 1mol/L氢氧化钠溶液	
刚果红试纸	取0.2g刚果红溶于100ml蒸馏水制成溶液，把滤纸放在刚果红溶液中浸透，取出晾干，裁成纸条（长70~80mm，宽10~20mm），试纸呈鲜红色	

（张 斌）

参 考 文 献

1 曾昭琼. 有机化学实验. 第3版. 北京: 高等教育出版社, 1987

2 黄涛. 有机化学实验. 第2版. 北京: 高等教育出版社, 1984

3 兰州大学、复旦大学化学系有机化学教研室. 有机化学实验. 第2版. 北京: 高等教育出版社, 1994

4 周科衍. 高占先. 有机化学实验. 第3版. 北京: 高等教育出版社, 1994

5 陈任宏. 药用有机化学. 第1版. 北京: 化学工业出版社, 2005

6 北京大学化学学院有机化学研究所. 有机化学实验. 第2版. 北京: 北京大学出版社, 2002

7 伍焜贤. 有机化学实验. 北京: 中国医药科技出版社, 1998

8 国家药典委员. 中华人民共和国药典. 北京: 化学工业出版社, 2000

内 容 简 介

本书是全国医药职业教育药学类规划教材之一，依照教育部［2006］16号文件要求，结合我国高职高专教育的发展特点，根据《药用有机化学实验》教学大纲的基本要求和课程特点编写而成。

全书共五章，第一章介绍了有机化学实验的基础知识，第二章叙述了有机化学实验的基本操作，第三章介绍了有机化合物制备实验，第四章描述了有机化合物性质实验，第五章对有机化合物定性鉴定予以了介绍。书末还附有有机化学常见的英文缩写、常用有机溶剂的沸点及相对密度等内容。全书内容由浅入深、可操作性强，便于学生掌握，适合医药高职教育及专科、函授及自学考试等相同层次不同办学形式教学使用，也可作为医药行业培训和自学用书。

图书在版编目（CIP）数据

药用有机化学实验/张斌主编. —北京：中国医药科技出版社，2008.6

全国医药职业教育药学类规划教材

ISBN 978-7-5067-3886-6

Ⅰ. 药… Ⅱ. 张… Ⅲ. 药物化学：有机化学—化学实验—高等学校：技术学校—教材 Ⅳ. R914-33

中国版本图书馆CIP数据核字（2008）第060881号

美术编辑 陈君杞
版式设计 郭小平

出版 中国医药科技出版社
地址 北京市海淀区文慧园北路甲22号
邮编 100082
电话 发行：010-62227427 邮购：010-62236938
网址 www.cmstp.com
规格 787×1092mm 1/16
印张 8¾
字数 197千字
版次 2008年6月第1版
印次 2019年12月第11次印刷
印刷 三河市双峰印刷装订有限公司
经销 全国各地新华书店
书号 ISBN 978-7-5067-3886-6
定价 15.00元